JN029027

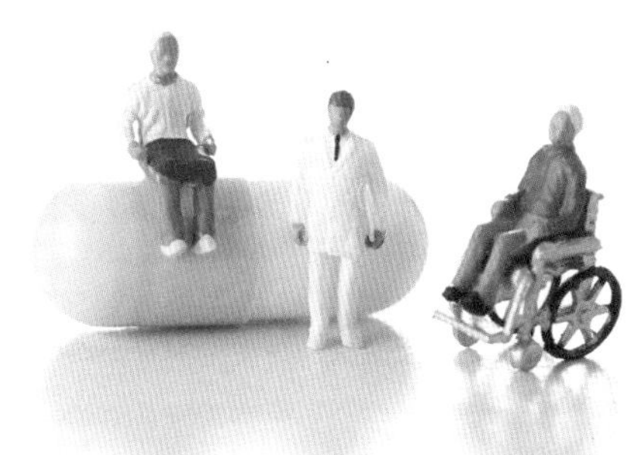

第5版

精神科の薬がわかる本

姫井昭男
Himei Akio

医学書院

姫井昭男（ひめい・あきお）
PH メンタルクリニック所長。精神科医。
1967 年兵庫県生まれ。1993 年大阪医科大学卒業。同年大阪医科大学神経精神医学教室に入局。1999 年大阪医科大学大学院医学研究科博士課程（精神医学専攻）修了。医学博士。2010 年に PH メンタルクリニックを開設。産業医活動並びに EAP コンサルティング業務に従事。
専門は精神科遺伝学・薬理学。

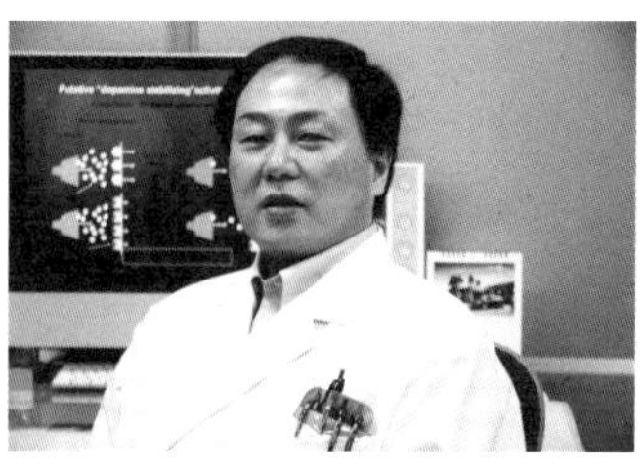

精神科の薬がわかる本

発　行　2008 年 11 月 1 日　第 1 版第 1 刷
　　　　2009 年 11 月 1 日　第 1 版第 4 刷
　　　　2011 年 6 月 1 日　第 2 版第 1 刷
　　　　2013 年 6 月 15 日　第 2 版第 4 刷
　　　　2014 年 12 月 15 日　第 3 版第 1 刷
　　　　2017 年 7 月 1 日　第 3 版第 4 刷
　　　　2019 年 1 月 15 日　第 4 版第 1 刷
　　　　2021 年 12 月 1 日　第 4 版第 4 刷
　　　　2024 年 2 月 15 日　第 5 版第 1 刷©

著　者　姫井昭男
発行者　株式会社　医学書院
　　　　代表取締役　金原　俊
　　　　〒113-8719　東京都文京区本郷 1-28-23
　　　　電話　03-3817-5600（社内案内）
印刷・製本　アイワード

ISBN978-4-260-05377-8

第 5 版によせて

なぜその薬が効くのか（作用機序）を知ることで、「精神科の薬」の誤用・乱用を防ぐ

近年メンタル不調者の増加が著しく、精神科・心療内科は予約が取れず、診療のキャパシティ自体が飽和状態にあり、受診さえできない地域もあります。また団塊の世代が後期高齢者となり、認知症がこの 5 年でこれまで以上に多くなることが予測されます。

現在の年齢で 40 歳以降は、精神科への偏見が残っている世代であるため、受診の敷居が高く、また、基礎疾患がありその人の“かかりつけ医”がいる場合には、メンタル不調であっても、まずかかりつけ医に相談する傾向があります。このような背景から、これからの時代は、精神科を専門としない医師も、精神科治療についての最低限の知識が必要になると思われます。本書は、そのような近い将来に備え、薬の使い方にとどまらず、精神科のベーシックな知識の学び直しができる内容を盛り込んでいます。

これまでの第 1 ～ 4 版では、完全に解明されていない仮説であっても、論理的で否定する意見がないものに

ついては採用し、可能な限り新しい知見に基づいた「精神科の薬」の解説を心がけてきました。今回の改訂でもその理念に変更はなく、現時点で最新かつ矛盾のない薬理学的説明を執筆の下地としています。

さらに第5版では、章立ての大きな枠組みはこれまでを踏襲しながらも、新しい考え方の導入を試みました。これまでの『精神科の薬がわかる本』では、いわゆる適応症に沿った「精神科の薬」について解説してきましたが、精神薬理学のグローバルな考え方が、薬剤の主たる作用機序を基本として、疾病（適応症）に対してではなく、精神症状に対してどのように作用しているかで薬剤を分類するという方向に向かっていることから、今回の改訂ではその流れを意識しています。

以上、本書が、精神科治療薬がよりよく使用されるためのベーシックな教科書となること、また、これまでの版と同様に、精神科初学者、精神科認定看護師、多忙な臨床医の皆さまの薬理学的知見習得と知識の整理の一助となることを願っています。

2023年12月

姫井昭男

目　次

PLUS ONE

ブックデザイン　加藤愛子（オフィスキントン）

第 1 章

精神科の治療における「精神科の薬」の役割

「精神科の薬」 の詳しいことを知る前に
「メンタル不調の原因になり得ること」
「脳と精神活動」
「神経ネットワークと神経伝達物質の関係」
「精神科の薬ができることと限界」
について知ってもらいたい。

1 メンタル不調の原因

はじめに

動物の行動を支配するいわゆる脳生理学に関連する研究において、この半世紀の発展には目覚ましいものがあります。それでも解明された脳の機能は、ほんの一部に過ぎず、とくに人間らしさを象徴する精神活動については、脳神経ネットワークの解剖学的構造と神経伝達物質の生理的機能の一部がわかってきた段階です。生活に支障が生じる精神活動すなわち精神症状に、薬物による改善効果が認められる結果から、逆説的に立てられた仮説も多く、この先の研究で、現時点で説明されている理論が覆されることもあり得ます。

そのため臨床医はよい治療計画を立てるために、常に新しい知見を収集する必要があります。ただ、その新しい知見を理解するにはベーシックな知識が必要になります。本章では、最小限の理解に必要な、**精神科疾患と精神科薬物療法の基本**について解説します。

メンタル不調発現の脆弱性

生物科学の研究結果が示しているように、メンタル障害の発症に関わる遺伝子は見つかっておらず、今後も見つかることはないと考えられます。しかし、ある家系で多発する精神障害が存在するというのは事実です。実際の臨床経験から、コントロール障害（依存症群）やパーソナリティ障害ではその傾向が強いという印象です。それらを考慮すると、精神障害の発症に直接関与する遺伝子は存在しないものの、環境刺激に対する感受性に関する遺伝子が関連していると考えるのが妥当です。刺激に対する反応としての精神活動が生じる際に、発現する遺伝子群は似ているとはいえるでしょう。発現する遺伝子によってタンパク質の合成量と合成頻度が変化し、神経伝達物質合成酵素、受容体、トランスポーター、分解酵素などのレギュレーションに変化が生じ、それに起因するアクションが生じます。そして、そのアクションが適切でなければ、それを是正する機能も人体には備わっています。

ところが、高度に脳神経ネットワークが発達する時期、あるいはそれまでに何度もその適切でないアクションが繰り返し発生すると、是正機能より不適切なアクションが優位となり、正しく機能できなくなってしまいます。さらに刺激に対しての反応速度は曝露回数が増えるにつれて速くなり、刺激の量が少なくても敏感に反応するようになります。そのため、遺伝的な感受性の要素と成長過程における生育・生活環境からの刺激は、精神障害発症のリスクと密接に関わっていると考えられています。

精神障害発症の影響因子

精神障害や生活に支障が生じる精神症状を発現するケースでは、先に記したような過敏な感受性という脆弱性があるのは確かです。ただ、脆弱性だけで発症や症状発現には至りません。

以下、精神科を専門としない医師でも遭遇する率の高い、高齢者のメンタル不調のケースを例にとって説明します。

1　性格因子や慢性疾患（生活習慣病）因子

頑固、融通がきかない、社交性が低いといった偏った性格は症状の発現因子となります。とくに生活習慣病があり、そのコントロールが悪い群では、不調時に衝動的・暴力的な行動異常として表出されます。そのような衝動的・暴力的となる予兆を把握するためには、病前性格やとくに中年期の生活習慣や社交について、関係者から問診することも重要です。

2　生活環境因子

高齢者は認知症でなくても多くの生活動作を“手続き記憶”に頼ることで、生活を送っています。これは独居の高齢者の認知症の発見が遅れる理由の1つです。そのため、生活環境が変わると認知症ではないにもかかわらず、戸惑いが生じ、新しい環境に慣れるまで、さまざまな生活動作ができなくなることがあります。

その状態を認知症の始まりと誤診され、認知症治療薬が処方され、精神症状を発現させてしまうケースが社会問題として取り上げられてきています。

3　ストレス因子

加齢による生理的な機能減弱は不可避で、それは高齢者にとって大きなストレスです。高齢者は、生活上のさまざまなことが若いときのように上手くいかず、もどかしさに苦悩しており、生活するだけで常にストレスを感じているという観点が重要です。

このように複合要因が重なってメンタル不調が発現するのです。

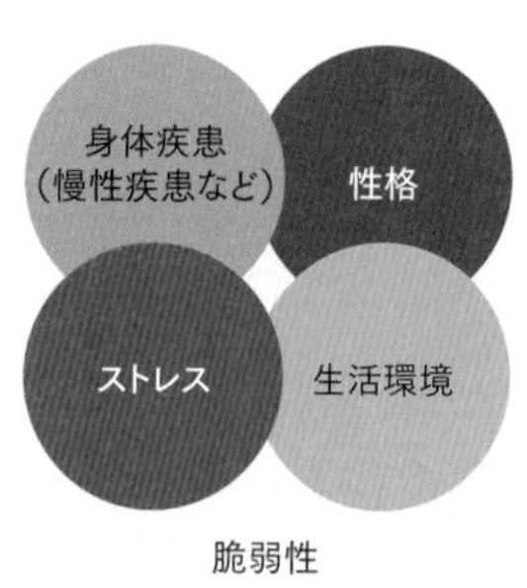

図 1-1　精神症状発現影響因子

2 脳と精神活動

ヒトが生まれてから活動停止するまで、その生命活動のすべての基本は、外界からの刺激に対する反応の繰り返しであると捉えることができます。外界からの刺激を感覚器が受け、それを神経細胞が電気信号に変換して伝達し、中枢神経すなわち脳で情報処理を行い、その反応として各器官に伝えてアクションを起こすという機構です。精神活動は複雑な神経ネットワークを介して表出されますが、その基本単位となる機構はどの部分でも形式はほぼ同じです。

外界刺激の伝達がどのように行われているかの基本を図 1–2 に示します。

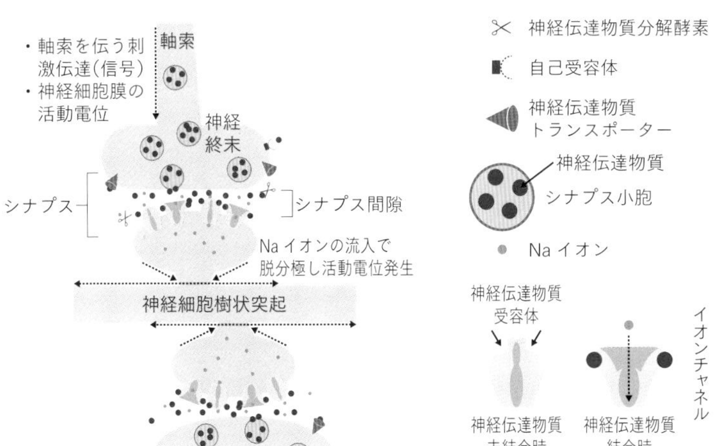

図 1–2　神経終末シナプスの基本構造と仕組み

神経細胞が刺激を受け、次の神経細胞にその刺激を伝達する仕組みを図 1-2 の構成要素の説明も交えて解説します。神経細胞は他の神経細胞と直接つながっておらず、シナプスという神経細胞間の隙間(すきま)で神経伝達物質を通じて信号を伝えます。これは受けた刺激のすべての信号を伝えるのではなく、伝達する信号を多段階で制御するためです。

図 1-2 左上の「軸索」の上流には神経細胞があり、そこではその神経特有の神経伝達物質を産生しており、産生した神経伝達物質を細胞膜と同じ組成の輸送用のパッケージである「小胞」に詰めています。その小胞は軸索内のチューブ状の構造に沿って神経終末に輸送され、シナプス内に入ると「シナプス小胞」となり一時的に蓄えられます。このように神経興奮によって生じた活動電位は軸索細胞膜を減衰なく伝わり、神経終末まで伝わります。

信号の送り手側で神経伝達物質を蓄えている部分を「前シナプス」、その神経伝達物質を受け取る「受容体」をもつ側を「後シナプス」と呼び、それらのシナプスの間のわずかな空間を「シナプス間隙(かんげき)」といいます。前シナプスのシナプス間隙に面している細胞膜に信号が届くと、細胞膜とシナプス小胞の膜が融合し内包する神経伝達物質がシナプス間隙に放出されます。その神経伝達物質はシナプス間隙に拡散することで後シナプスの表面にある受容体と結合します。図 1-2 の右下に示すように受容体を含む構造物は「イオンチャネル」といわれ、神経伝達物質と受容体が結合すると一部の構造がねじれることによってチャネルが開き（穴があき）、帯電原子が後シナプス側の電位を変え、脱分極を生じさせて他の神経細胞の樹状突起に電気信号を送ります。この図での帯電原子はナトリウムイオンを例にとっていますが、イオンチャネルには陽イオンのカリウム、カルシウム、陰イオンのクロールなど複数存在します。

神経伝達物質がシナプス間隙に十分な量放出されていると、受容体に結合しなかった神経伝達物質は前シナプスの細胞膜表面にある「自己受容体」に結合し、放出がストップします。

信号の伝達が終わると脱分極が終了し、神経伝達物質は結合を解かれ、それらはシナプス間隙を漂う間に①再度受容体に結合、②分解酵素によって分解、③前シナプスの細胞膜にある神経伝達物質の再取り込みを行う「神経伝達物質トランスポーター」に取り込まれてシナプス小胞と融合して再利用、この3つのいずれかで役目を終えます。

神経細胞間では絶えず、これが繰り返され、組み合わされることで神経活動を作り出しています。

この仕組みのなかで、何らかのトラブルが起きると、それが精神疾患にみられる症状となって現れます。

3 神経伝達物質に関連するトラブルと対応

前シナプス内でのトラブルと対応

前項で説明した一連の仕組みから考えられる神経伝達物質量の増加や減少変化の原因は、神経細胞内の神経伝達物質産生過程、小胞化の過程、軸索内の輸送過程、シナプス小胞の膜融合過程のいずれかまたは複数箇所でトラブルが生じるという理屈になりますが、これらがトラブルを起こしているという明確な証拠はなく、原因は未解明です。よってこれらのプロセスをターゲットにした対応策（治療法）は現状ありません。

細胞間隙でのトラブル

前シナプス細胞から放出される神経伝達物質量の過剰状態によって異常な信号伝達が起きないようにするためには、次の3つの方法が考えられます。①後シナプスの受容体との結合を妨げる、②自己受容体結合能を上げて放出をストップさせる、③シナプス間隙の分解酵素量を増やすまたは能力を高める、です。

①について後シナプスの受容体との結合を妨げる作用のある神経伝達物質受容体阻害薬（拮抗薬）という治療薬（精神病症状に対してドーパミン D_2 受容体遮断作用があるもの＝第一世代抗精神病薬）があります。この受容体阻害薬は②の自己受容体にも作用しますから、**薬剤が広く強く拡散し過ぎると自己受容体も完全に遮断されて、放出に抑制がかからなくなるという、アクセルとブレーキを同時**

に踏んでいる危険な状態が生じます。そのような問題が生じないようにするため、受容体に結合するものの完全に阻害遮断するのでなく、信号を弱めて伝達を行うのが、部分作動薬（精神病症状に対してドーパミン受容体パーシャルアゴニストであるアリピプラゾール）という薬です。

最後の③分解酵素に関しては量や能力を高めることはコードされている遺伝子を改変することになるため、治療には用いられません。

次に、前シナプス細胞から放出される神経伝達物質量が減少した状態によって正常な信号伝達ができないことを改善する方法ですが、これもまた3つ考えられます。

まず、①自己受容体への神経伝達物質の結合を阻害することで前シナプスからの放出を止めないようにする治療薬（うつ病に対して用いる、ノルアドレナリン作動性・特異的セロトニン作動性抗うつ薬：NaSSA）があります。次に、②シナプス間隙に遊離している神経伝達物質の動態サイクルを長くするために分解酵素を働かなくさせる治療薬（例：コリンエステラーゼ阻害薬）があります。さらに、③サイクルを回さずシナプス間隙内で再利用する（例：セロトニン・ノルアドレナリン再取り込み阻害薬：SNRI）という治療薬があります。

このように神経伝達物質量が増減することで何らかの症状が生じたとき、薬物療法で対処できるものとできないものがあるのです。**それぞれの機序に対応する代表的な薬剤を記しましたが、すべての神経伝達物質用のそれぞれの作用機序の薬剤がそろっているわけではないのですから、そもそも精神科の薬物療法には限界があるのです。**

また、冒頭で述べたように**根本原因がわかっていないのですから、精神科の薬物療法は、すべてが対症療法だということを認識することも重要です。**

PLUS ONE

神経伝達物質とその受容体は「鍵」と「鍵穴」

図 1-3 のように、脳神経細胞間を拡大したミクロの世界では細胞間には隙間があります。上位の神経細胞はその終末部分に神経伝達物質を詰めた“袋”である「小胞」をもっています。また下位の神経細胞の表面には、その神経伝達物質を受ける“受け皿”である「神経伝達物質受容体」があります。

図 1-4 は化学物質と神経伝達物質が受容体に結合すると、どのように電気信号（神経インパルス）が伝達するかを表したモデルです。

神経伝達物質は、神経細胞から神経細胞へと信号が伝達するための“つなぎと調整”の役目をする物質です。薬理学的な分類では、生体内にもともとある物質を「アゴニスト（作動薬）」と呼びます。アゴニストが放出され、それが受け皿である受容体に結合すると電気信号が生じて次の神経細胞が活性し、神経伝達が起きます。

例えばドーパミンがドーパミン受容体に結合したときは、100％のシグナルを発します（図 1-4 の左）。これを鍵のかかったドアに喩えれば“鍵”がアゴニスト、“鍵穴”が受容体で、ぴったり合えば解錠されてドアが開く、つまりシグナルが伝わるといったイメージです。

次に、図 1-4 の右が、化学物質が受容体に結合した場合のイラストです。日常生活で、よく似た鍵をシリンダーに差し込んだら、差し込むこ

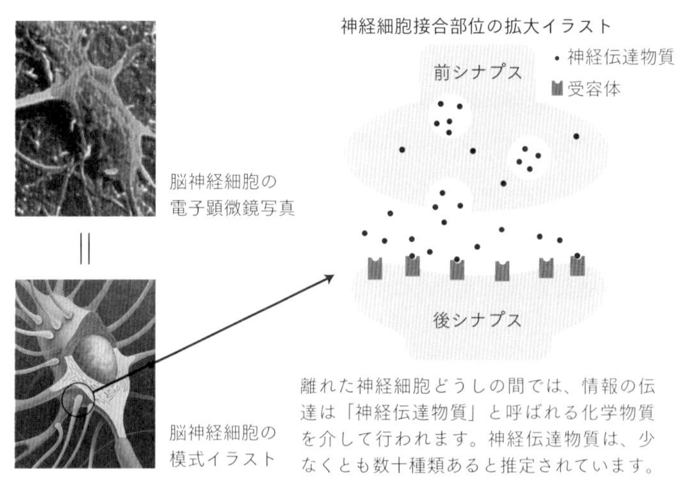

図 1-3　脳神経細胞と神経伝達物質受容体

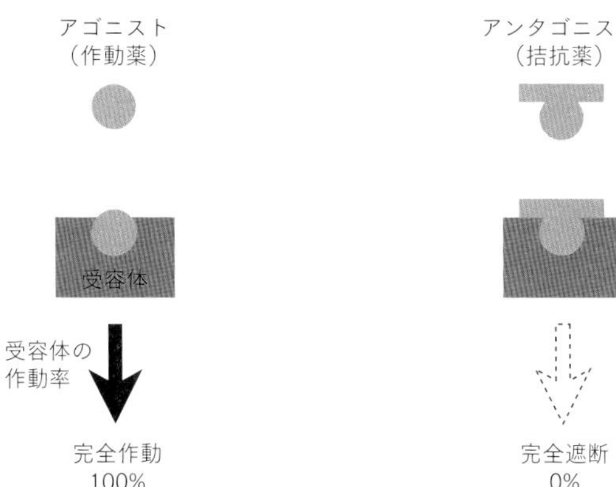

図 1-4　**神経伝達物質受容体に対するアゴニストとアンタゴニストを表すモデル**

とはできたものの解錠ができないことで間違いに気づくという経験はありませんか？　化学物質でも同じことが起こります。構造的には受容体の受け皿に結合するものの（鍵はシリンダーに入るのですが）、次の段階の作用が進まずシグナルが伝わらない（ドアが開かない）ものがあります。その物質を「アンタゴニスト（拮抗薬）」と呼びます。

例えばハロペリドールという抗精神病薬は、このアンタゴニストであり、ドーパミン受容体に結合すると、結合している間は神経伝達を完全に遮断し、伝達するシグナルを 0％にします。

PLUS ONE

対症療法に用いられる神経伝達物質

精神活動に深く関わりのある神経伝達物質は、同定されているだけでも数十種類あります。

しかしながら、治療薬剤として作用する作用機序と関わりのある神経伝達物質は、アミン系のアセチルコリン、ノルアドレナリン、セロトニン、ドーパミン、ヒスタミンとアミノ酸系のグルタミン酸、GABA、グリシンの 8 種と限られていて、このなかでも最近の新薬でノルアドレナリン、セロトニン、ドーパミン、グルタミン酸、GABA の 5 つが比較的コントロールができるようになったといえる神経伝達物質であり、作用を完全にコントロールできている薬剤は未だ存在しません。

メンタル不調を速やかに治療する重要性

近年は軽症でも自ら精神科を受診するケースが増えましたが、速やかに治療を行わず治療期間が長引くケースや完全に寛解しないケースも、以前と同様に存在します。可能なかぎり軽度（軽症）なうちに治療を開始することがよいのは、すべての疾患に共通ですが、メンタル不調の重症化とはどのようなことを指すのでしょうか。

脳内での最大の神経ネットワークは、グルタミン酸神経系（図1-5）で、脳内全域に神経線維が分布しています。脳神経ネットワークを都市部の交通網で喩えると、グルタミン酸神経系はJR線のようなイメージです。

これに対して、ドーパミン神経系（図1-6）は脳内での人間特有の機能を司ることもあり、コアな分布だけをカバーしている地下鉄のネットワークのように分布しているようなイメージです。

そして、ノルアドレナリン神経系（図1-7）はドーパミン神経系との関係で見ると、地下鉄と私鉄が相互乗り入れして乗り継ぎ可能となっているようなイメージです。また、郊外までの主要な地域に延びる私鉄網では、競合私鉄が併走しているように、セロトニン神経系（図1-7）も、ノルアドレナリン神経系に併走するような形で分布しています。

グルタミン酸、ドーパミン、セロトニン、ノルアドレナリンの4つの神経系の神経ネットワーク分布を重ね合わせてみると、このようにすべてが相補的な関係にあります（図1-8）。

神経ネットワークの相補的な分布のメリットは、先ほどの鉄道の喩えでいえば、どこかの路線が運休になっても、時間をかけ他の路線に振り替えれば必ず目的地にたどり着けるということです。逆にどこかの路線にトラブルが生じ、その解決に時間がかかると、すべての路線に何らかの影響が波及し、都市部の交通網全体が機能しなくなってしまうデメリットがあります。

神経ネットワークも4つのどれかの神経系に問題が生じてもすぐに対処すれば、休養程度で回復しますが、短期で解決せず、長期化すれば、神経ネットワークのすべてに影響が波及します。その結果、精神活動全体に問題が生じて、さまざまな精神症状を呈し、何が原因であったかを把握することにも時間がかかり、さらなる手当ての遅れで、不可逆な問題が生じる可能性があるということです。これがメンタル不調を速やかに治療をする重要性です。

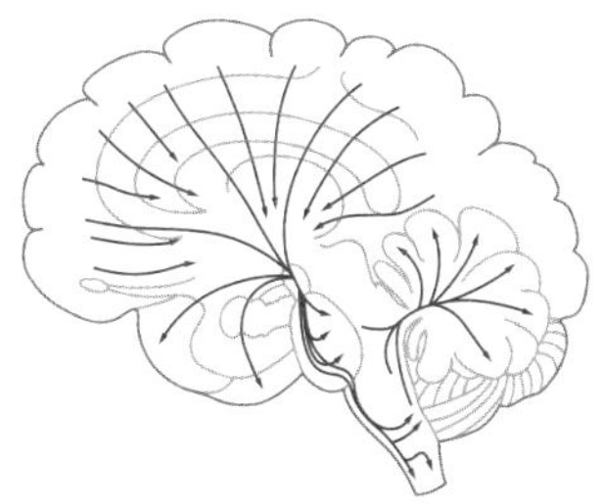

図1-5　グルタミン酸神経系のネットワーク

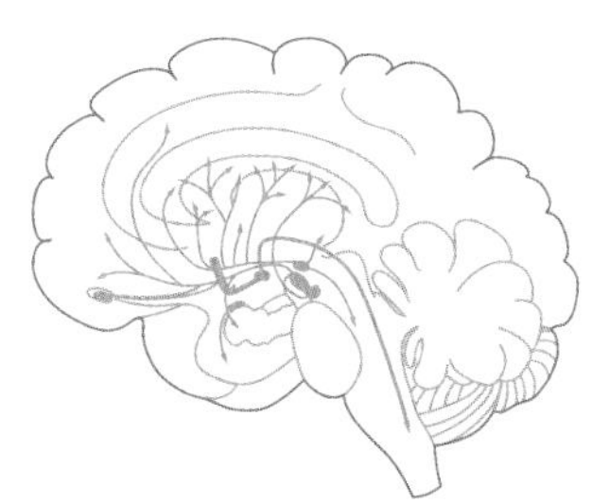

図1-6　ドーパミン神経系のネットワーク

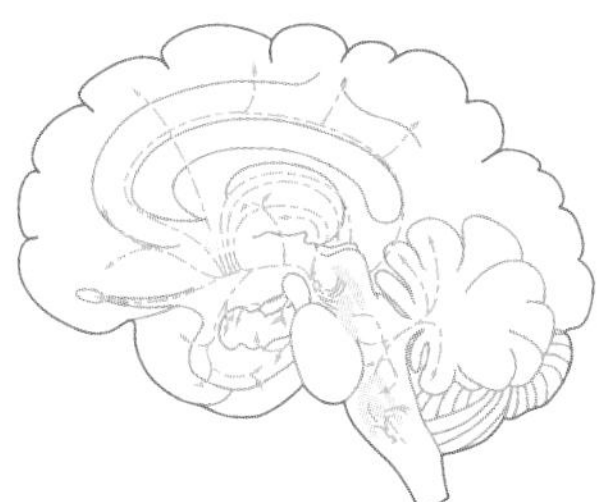

図1-7　セロトニン・ノルアドレナリン神経系のネットワーク

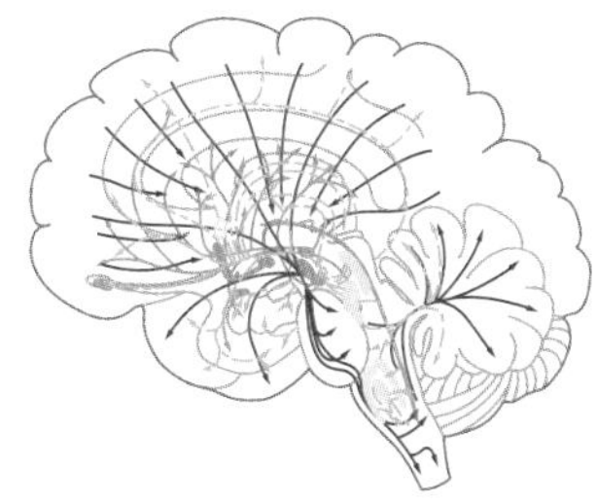

図1-8　4つの神経系によるネットワーク

PLUS ONE

精神症状と前頭葉機能

霊長類のなかでヒトが進化している部分といえば、脳の発達であり、それにより活発な精神活動が生じます。精神活動の発現に関わる神経ネットワークは、ほぼ前頭葉に集約されていることから、精神症状は、前頭葉機能にトラブルが生じている状態といえます。

前頭葉機能にトラブルが生じると、最初に連鎖反応を起こすのは、辺縁系です。辺縁系は原始的反応に関連のある脳部位であり、健常な前頭葉は、辺縁系をコントロールしていますが、トラブルが生じるとその抑制ができなくなってしまいます。そのため、理性を欠いた生理的欲求が増大しますが、それが満たされないことで、強い不安症状・取り乱しが生じるのです。

メンタル不調の根本解決には前頭葉機能の回復補正が必要なのですが、薬剤だけでは不十分であり、精神科薬物療法は、対症療法に過ぎないことを常に意識する必要があります。

また、精神科薬物療法は、時と場合によって状態を悪化させることにも留意しなければなりません。

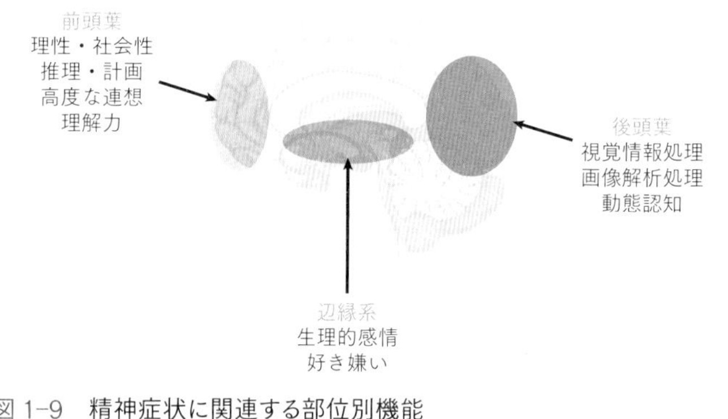

図 1-9　精神症状に関連する部位別機能

PLUS ONE

コンピュータの要素で精神活動をなぞらえてみる

コンピュータは人間の仕事を効率化させるためにつくられた道具ですから、人間の基本機構を模してつくられています。最も身近なコンピュータであるスマートフォンの構成要素を使って精神活動が何に該当するかを簡単に説明すると、以下のようになります。

・器質＝ハードウェア（本体基盤）：活動のベースとなり、変えられなくはないが、基本的には変えることができないもの（不変に近い）。無意識の反応や思考の癖。
・情報処理装置＝チップ（CPU）：情報処理（処理速度と処理内容）
・記憶＝メモリー：記憶容量の大きさ
・精神活動量（タフネス）＝バッテリー：活動容量
・社会機能＝ソフトウェア：必要に応じてアップデートや追加できるもの（可変）
・パーソナリティ：OS（オペレーティングシステム）
・スキルセット：アプリケーション

器質のトラブル

器質にトラブルの生じる脳出血、脳梗塞、脳腫瘍、変性疾患（アルツハイマー型認知症など）、外傷性障害などはハードウェアの損傷ですから、生活全般や精神活動の機能を最大限に発揮することは困難で、機能しない部分を除いた他の部分を上手く活用し、対応することが必要になります。機械は部品交換という方法で元に戻せますが、人の脳の場合は、完全には元に戻せません。

情報処理のトラブル

器質のトラブルと同様な損傷が生じれば、情報の処理速度が低下します。これは物事を理解する速度が遅いか、理解できない飽和状態をつくり、日常生活・社会生活への適応能力の低下という障害が生じます。CPUの性能でできることや速度が違うように、人間の脳においても個々で処理速度の限界があります。処理速度が低いCPUでたくさんのアプリを使えば暴走して高温になるのと、能力を超えた作業やストレスが高い状態で発熱する場合があるのもよく似た結果です。

また、CPUは簡単には書き換えされないマイクロコードというプログラムで制御されていますが、これにトラブルが生じると情報を正しく処理できなくなります。原因は定かでないものの情報に対する処理内容にトラブルがあるというのは、ないはずのものがあると認識してしまう幻覚や妄想などの精神病症状と同じです。

記憶のトラブル

使えるメモリー領域がなくなると、起動できないアプリケーションがあります。認知症で記銘ができない状態はこれと同じです。また、メモリーが物理的に壊れてしまうと、その領域のデータが読み込めませんが、認知症の記憶障害がまさにこれに相当します。人間の場合は“データが読み込めません”や“エラー”とはならないため、違うデータを参照し、関連する近しい内容を結合させて、何としても応答しようとした結果、事実と違った記憶が想起され「妄想」をつくり出すことになります。

精神活動量のトラブル

バッテリー容量によって使用時間が変わってきます。大容量のバッテリーでは活動時間が長く、タフに働くということで、人間であれば普段からの環境への順化でその容量が上がります。またバッテリーは使用し続けると内部劣化で容量が減じていきます。これも加齢により活動量が減じるのと同じです。またバッテリーはその特性から残量が少なくなりすぎてから充電すると充電が上手くいかないばかりか、充電できる容量が少なくなってしまうことがあります。人間が許容範囲を超えた負荷がかかりエネルギーを消耗して「うつ」になる状況と同じです。

社会機能のトラブル

ソフトウェアのうちOSは、その機器の特徴でありアイデンティティであるということから、人間では社会のなかでどのような見え方をしてどのように関係性をもつかというパーソナリティと同じです。OSも絶えずアップデートでパッチを充てて不具合を改良できるように、パーソナリティ障害も心理療法やカウンセリングで修正できるのです。

また、アプリケーションは個人が必要とするものとそのグレードを選んで導入しますが、さまざまな人間のスキルや資格がそれに相当し、それらを活用して社会生活を営みます。機種に適合したアプリケーションでなければ起動できないように、その人に見合った、また環境に適合したスキルが身に付いていなければ、ストレスで不調となってしまうのと同じです。

第 2 章

「睡眠薬」と「抗不安薬」がわかる

睡眠薬や抗不安薬について誤った情報が発信され、
適切な使用に支障が生じている。
睡眠薬と抗不安薬のなかのベンゾジアゼピン系薬剤は
依存を形成しやすい薬であるのは事実である。
だが治療薬として存在するのには意義がある。
ただ処方を避けるのではなく、
依存を生じさせない処方計画を立てて
慎重に処方を考えることに注力すべきである。

1 マイナートランキライザー

睡眠薬も抗不安薬も同じマイナートランキライザー

精神科治療薬は俗に「精神安定剤」と呼ばれます。英語でそれに該当する言葉は、トランキライザー（tranquilizer）です。tranquil という言葉は、「落ち着いた」「静穏な」という意味で、tranquilizer は、その言葉からの派生語で“落ち着かせるもの＝精神を安定させる薬”を意味します。

近年ではトランキライザーという言葉はあまり使われなくなりましたが、睡眠薬と抗不安薬の特性を理解してもらうため、ここではあえてトランキライザーという言葉を持ち出しています。

60 年ほど前の精神科薬物療法においては、精神病の治療薬には強い鎮静が必要という考えが主流であり、精神病症状を治療する薬剤をメジャートランキライザー、メジャートランキライザーよりも鎮静効果は弱く、不安、極度の緊張、不眠などの治療に適している薬剤をマイナートランキライザーとしました。

マイナートランキライザーには、催眠作用、抗不安作用、筋弛緩作用の３つの作用が必ず備わっています。これらの作用のうち、筋弛緩作用は他の 2 つの作用よりも優ることはないため、催眠と抗不安の作用のどちらが優るかでマイナートランキライザーは 2 つに分類されます。催眠作用＞抗不安作用の薬剤は「睡眠薬または睡眠導入剤」、催眠作用＜抗不安作用の薬剤は「抗不安薬」とされるのです。

睡眠薬に分類される薬剤が、活動時間帯（昼間）に用いられることはありませんが、抗不安薬と分類されているのに、不眠症状に対して処方されることがあります。これは、催眠作用もある程度強いということの表れであり、日中に用いると眠気が生じる可能性のある抗不安薬であることがわかります。

そして、現在の精神科の治療で用いられるマイナートランキライザーは、ほぼ全てが以下に述べるベンゾジアゼピン系薬剤といってよいでしょう。

ベンゾジアゼピン系薬剤の登場

初期の「睡眠薬」であるバルビツール酸系薬剤は、調整を誤ると生理機能活動の過剰抑制（多くは呼吸抑制）による死亡事故があり、またそれを利用した大量服薬による自殺が社会問題となった薬剤です。そのような安全性の問題を克服した、すなわち過量投与でも生命の危機には陥りにくい（陥らないではない）薬剤として、1960年代前半にバルビツール酸系薬剤に代わるマイナートランキライザーとして鳴り物入りで登場したのが、ベンゾジアゼピン系薬剤だったのです。

当初このベンゾジアゼピン系薬剤は安全性が高いという謳い文句で登場しましたが、**安全性を前面に出したことで、処方数も増え、それまでトランキライザーと距離をとっていた人も警戒なく服用するようになったため、新しい問題が次々と報告されました。**近年におけるベンゾジアゼピン系薬剤の一番の問題は、その依存性です。このために1980年代になるとベンゾジアゼピン系薬剤でない、マイナートランキライザー様の効果をもつ薬剤の開発が進んでいきます。

非ベンゾジアゼピン系薬剤が登場しても未だ解決できない問題

ベンゾジアゼピン系薬剤が登場してから約半世紀ほどは、「抗不安薬」も「睡眠薬」も新しい作用機序の薬剤が登場しなかったため、不安と不眠に対しての薬物療法の第一選択はベンゾジアゼピン系薬剤を用いるというのがコンセンサスでした。しかし現在では、「抗不安薬」と「睡眠薬」のそれぞれに、非ベンゾジアゼピン系薬剤が登場し、その通念はなくなりつつあります。ただ、以前にベンゾジアゼピン系薬剤を服用した経験があるケースでは、再度薬物療法が必要となった際に非ベンゾジアゼピン系薬剤を使用してもその効果実感が低く、以前のベンゾジアゼピン系薬剤の処方を希望することが少なくありません。このようなケースは、一旦薬物療法を中止できているのですから、処方薬依存ではないと考えられ、そのような事実から**ベンゾジアゼピン系薬剤の効果を上回る非ベンゾジアゼピン系薬剤は、まだ存在しないといえます。**

近年は医療に対しても、即応と速効が要求されることから、「睡眠薬」と「抗不安薬」に対して非ベンゾジアゼピン系薬剤を第一選択としても、最終的な処方はベンゾジアゼピン系薬剤になってしまうケースがまだまだ多いのです。

2 「睡眠薬」がわかる

社会問題化する睡眠障害

近年の睡眠障害研究の結果から、一般成人の30〜40%が不眠症状を有しており、加齢とともにその率は増え、60歳以上の半数が不眠であるという統計報告があります。不眠と感じることなく、眠れていないケースもあり、現代日本は「睡眠負債」を抱え続け、後々の破綻がメンタル不調という結果を招くリスクが非常に高い国といわれています。

そのなかで、慢性的に「不眠」を経験している人は、日本の成人人口の20%にも及ぶといわれ、とくに近年では思春期から20歳代前半と高齢者の慢性睡眠障害が増加していると指摘されています。ただ、この2つの年齢帯の「睡眠の問題」はその成因が全く違います。それにもかかわらず、**非薬物療法を含めた提案も行わずに、即ベンゾジアゼピン系薬剤での薬物療法が行われることが多いという臨床実態が、睡眠障害を社会問題化させているのです。**

不眠症に対する最初の対応

よく眠れなかったことにより日中に眠気があり、それが原因で学業や仕事に支障が生じる、交通事故を起こすという明確な問題が生じていることが確認された場合に、初めて「不眠症」と診断され、治療対象となります。治療を必要とするといっても、それはすぐに薬物療法を行うということを意味するのではありません。

睡眠障害を専門とする医師の多くは、最初に行う治療は、生活習慣病に対する保健指導のように、睡眠衛生を指導することだと指摘しています。前項で述べた思春期から20歳代前半の睡眠障害の多くは、睡眠衛生の悪さがリズム障害を起こしていることがほとんどで、生活リズムを改善させることで、睡眠障害は改善し、薬物療法を必要としないケースが圧倒的に多いのです。睡眠医療の専門家は、“睡眠問題”発現の低年齢化から、学童期から睡眠衛生教育を行うことが望ましいと啓発しています。

若年齢からの「健康な睡眠習慣」の確立は、将来の精神疾患の発症リスクの低減にも寄与すると考えられます。生活習慣や睡眠習慣が乱れたままにしている人は、そもそも“その場しのぎ”という思考の癖があるため、“満足に寝た気がしない”という生活への不利益がもたらされた場合、自己努力を要する改善よりも、他力本願的に“薬さえ服用すればよい”という安易な選択をする傾向にあります。つまりそのような集団は、同様に「処方薬依存」に移行するリスクが高いのです。

睡眠衛生に全く問題がない不眠症は、経験上まれですから、**まず生活習慣の見直しを指示し、それを実行してもなおかつ不眠症状が改善しないとき、初めて薬物療法を選択する**というガイドラインを独自に設定しておくことを推奨します。

薬物療法の対象となる不眠症か否かの鑑別

先に述べたように生活習慣、とくに睡眠衛生に留意して、生活リズムに対する改善行為を少なくとも2週間以上行ったことが確認できても、全く改善がみられない段階になってから、薬物療法を行うか否かを再度精査します。

まず、最低2週間は毎日表2-1の項目をチェックしてもらいます。

表 2-1　睡眠に関する環境調整のチェック項目

- □ 睡眠環境：音、室温・湿度、照度、寝具など眠りを得やすい環境の整備
- □ リズム：土曜・日曜も含め、毎日の起床時間は同じ時刻に設定して起床
- □ リズム：土曜・日曜も含め、毎日の就眠予定時間は同じ時刻に設定し、入眠できそうでなくとも臥床
- □ 食事の摂取：就眠予定時刻より 2 時間以上前までに
- □ 刺激物（カフェイン、ニコチン）の摂取：就眠予定時刻より 3 時間以上前まで
- □ アルコール：摂取しない
- □ PC 作業やスマートフォンの使用：就眠予定時刻より 2 時間以上前まで
- □ 朝覚醒後、午前中の早い時間帯に、最低半時間は明るい場所で過ごす
- □ 日中に眠気があっても昼寝はしない（臥位を避ける）
- □ 日中に軽く汗をかく程度の適度な運動を行う（夜間の激しい運動の禁止）

これらを毎日チェックし、さらに眠れなかったと感じたとき、それはどのような状態であったかを記録する。

表 2-1 に示したような環境調整努力を行っても不眠症状に変化が全くない場合にのみ、初めて薬物療法を考慮します。ここでもすぐに睡眠薬を処方するのでなく、不眠症状の始まりにおける詳細を再度丁寧に聴取し、精神疾患の有無を精査します。とくに潜在的な双極性障害の躁状態に移行する前駆状態や、統合失調症発症の直前に生じる不眠の可能性がないかを鑑別します。

また、**この生活習慣やリズムの改善の努力を怠ったケースでは、先に述べたように思考様式ないし社会性から処方薬依存へと移行するリスクが高いため、ベンゾジアゼピン系薬剤・非ベンゾジアゼピン系薬剤にかかわらず、薬物療法は行わない判断をし、その旨を説明します。**その説明を行った場合、多くのケースで不満や苦言を呈されますが、医師として論理的に適切な判断に従ったに過ぎませんし、また処方薬依存の発生を未然に防いだと考えるべきです。

もし依存性が少ないとされる薬物で薬物療法を始めたとしても、

効果が期待できないことが予想され、最終的にはベンゾジアゼピン系薬剤へ変更せざるを得ず、その時点になってから、これ以上薬物療法を続けることできないと告げるような（治療途中に匙を投げるような）状態となれば、不満どころではないトラブル（医療過誤事案）となることが想像されることからも、先の選択が正しい対応だと考えられるのです。

まず「健康な睡眠」に対する知識と理解が重要

睡眠障害は「睡眠の病」ですが、そもそも「健康な睡眠」の基準とは何でしょうか。日中にしっかりと覚醒し、眠気のない睡眠充足状態を、「健康な睡眠」がとれているといいます。ところが一般には、眠っている（と自覚している）時間が短い＝睡眠不足と認識しているようですし、実際に「何時間眠れば、よく眠れたと思うか」という質問には、6～7時間という回答が多く、長時間眠れば眠るほど疲れがとれるという先入観が強いことが表れています（休日に「寝だめ」して、かえって睡眠のリズムを崩すケースが増えてきているのは、この誤った認識が原因の1つと考えられます）。

睡眠障害とは、「眠れない」または「眠った気がしない」と本人が感じていて、なおかつ「日中の覚醒に支障が出ている」状態をいいます。このことから考えても、睡眠の質にとって、その継続時間は重要な要素ではないことがわかります。

ところが、臨床現場では、日中の覚醒に支障が出ていなくとも、本人が「不眠です」と睡眠に対して不満があると訴えれば、「不眠症」として扱い、安易に睡眠薬を処方してしまう傾向にあります。先にも薬物療法が安易に行われる背景を述べましたが、もう1つの理由として、「説明するだけで、薬を処方しない＝医療行為をしない」といわれることを不本意と感じる医師の心理が背景にあると考えられます。

睡眠障害のタイプで異なる治療

睡眠障害治療は、「睡眠状態」の鑑別から始まります。眠れない状態や睡眠の質は当然のことですが、生活習慣や生活習慣環境を詳細に聴取して、その情報を分析したうえで睡眠障害のタイプを分類します。睡眠障害の治療がうまくいかないときは、この最初の分析段階に問題がある場合が少なくありません。

「眠れない」という訴えに対して、原因別に大きく４つに分類します。①環境に起因するもの、②心理的ストレスに起因するもの、③精神疾患に起因するもの、④身体疾患に起因するもの、この４つです。

1　環境因による不眠には

環境とは、温度、湿度、音、照度などだけではなく、睡眠をとるタイミングの問題も含めます。交替勤務やジェットラグ（俗にいう時差ボケ）などで生体リズムが乱れるようなことも、環境因として挙げられます。ですからシフト勤務従事者は、不眠を経験する人が多いと思います。

ジェットラグなどの環境による睡眠の問題が数日で自然に回復しない場合や、生活に支障が出るほどの昼夜逆転がある場合は、生体リズム（サーカディアンリズム）が崩れていることが原因です。睡眠−覚醒リズムを取り戻すために、覚醒中枢の抑制作用をもつオレキシン受容体拮抗薬を用いて改善を試みます。

シフト勤務による慢性的な睡眠障害で、生活の質が低下するような場合にも同様の薬剤を用いますが、シフトの体制が一定期間で変更となる変則勤務である場合には、薬物療法ではコントロールはできません。また、そのような場合にベンゾジアゼピン系薬剤を使用すると容易に処方薬依存となるという報告もありますから、**シフト勤務が常態化している場合には、治療を行うことよりも、労働者の健康を害する要因が就労環境にあることを職場に意**

見して改善協力を求める必要があります（※職場に意見すると悪条件での配転や失職となってしてしまうので、健康によくなくても薬物療法を希望すると願い出られるケースがあります。切実な問題であることはよく斟酌できますが、将来的に健康を害することがわかっていることに対して、そのきっかけをつくる医師になってはならないのです）。

2　心理的ストレスによる不眠には

現代社会では、心理的ストレス（いわゆるストレス）による不眠が急増している印象があります。従来診断では神経症性不眠と称されてたものです。原因となるストレスを特定し、それに対処することが第一ですが、現代型ストレスは、暮らしていくことと表裏一体となっていて、排除できないことが少なくありません。そのようなケースでは、睡眠薬ではなく、抗不安薬（主に非ベンゾジアゼピン系）や抗うつ薬のほうが、睡眠薬よりよい眠りの効果を示すことがあります。ただ、ストレスによる不眠を和らげることを目的として処方される短時間作用型の睡眠薬や抗不安薬は、当事者が効果をすぐに実感できるだけに、さらなる効果を求めて自己判断で増量するという乱用へ発展していくケースが少なくなく、依存形成のリスクは高いのです。**依存形成リスクを少しでも低減するために、「睡眠薬」ではない、鎮静効果が高いことから睡眠の導入を助ける作用のあるトラゾドン（デジレル®）を用います。**そのトラゾドンでの薬物療法であっても、薬剤服用開始から3か月を目安に減量するよう留意します。

3　精神疾患に起因する不眠には

統合失調症、気分障害、認知症、アルコール依存症など、多くの精神疾患で不眠がみられます。これらのメンタル障害に伴う不眠症状の改善を考えるとき、まずは主たるメンタル障害そのものが、治療により病状全体が安定しているかどうかを診ることが重要です。不安定な場合は、まずその治療自体の見直しを行います。

安定していても「不眠」のみが、目立つ場合に睡眠薬を用いるようにします。

メンタル障害に起因する不眠の場合は「長時間作用型」睡眠薬を選択することが多いのですが、**なかには睡眠薬は投与せず、主たる疾患の治療に用いている薬剤の選択の見直しを行うことで、睡眠が良好となる場合もあります。**例えば、統合失調症の入眠困難型の不眠には、リスペリドン（リスパダール®）やアリピプラゾール（エビリファイ®）が睡眠の導入と質を改善するという知見があります。うつ病の原因はセロトニン量の不足であるため、代謝物質であるメラトニンも不足して覚醒が優位となってしまうことで著しい不眠が生じています。ですから、そこへベンゾジアゼピン系薬剤を使用しても睡眠は改善されず、ただ低覚醒を引き起こし、その結果不安・焦燥の症状が加わって、病像はさらに悪化することになります。そのような場合は、セロトニン量の回復を待つ間、さらなる不調を予防することと、不要なエネルギーを消費させないために、一時的に強い身体的な鎮静をつくり出す必要があります。それには少量（5〜25 mg）のレボメプロマジン（ヒルナミン®）を投与することが適しています。

4　身体疾患に起因する不眠には

身体疾患（呼吸困難、疼痛、発熱など）が原因となって不眠が引き起こされる場合があります。まずは身体疾患の治療を最優先に行いますが、症状の軽減に成功するケースばかりとはかぎりません。また、他の身体疾患のために服用している薬が不眠を引き起こしているケースもあります。例えば、降圧薬、β遮断薬、抗パーキンソン病薬、コレステロール合成阻害薬、抗結核薬、インターフェロンなどがその例として挙げられます。こうした場合の不眠は個別対応となり、それぞれの状態に合わせて向精神薬を選択するようにします。

不眠に対して薬物療法を行うとき

不眠にはさまざまな原因がありますが、“眠れない”という自覚自体がストレスとなり、そのストレスが緊張状態を誘発し、さらに眠りにくくなるという悪循環を引き起こしているケースが非常に多いのです。

ベンゾジアゼピン系の睡眠薬はこの緊張、つまり神経の興奮を抑え、リラックスさせることで眠りが発現するような薬理的デザインとなっていて、強制的に眠らせるほどの力はもっていません。もちろん過量に服用すれば、強制的に脳の機能をダウンさせることはできますが、それは“眠っている”ように見えるだけで、“気絶”と同じ状態となり、この場合の覚醒は意識を取り戻すに近く、自然な覚醒でないため、身体はだるく、ひどい頭痛を伴うことがあります。

効果的かつ安全に服用してもらうために、筆者は以下のような説明を付け加えています。

- 睡眠薬は、“睡眠のスイッチ”を入れてくれるだけのものです。
- 自然に眠れそうなときは、睡眠薬を服用する必要はありません。
- 効果が実感できない場合でも、自己判断で増量しないでください。

このような説明と導入は、睡眠薬依存を防ぐ最初の砦となると考えて、丁寧に行っています。

PLUS ONE

非ベンゾジアゼピン系睡眠薬への過信

「処方薬依存」が社会問題として取り上げられて以来、ベンゾジアゼピン系薬剤を安易に処方しないようにという啓発も進み、近年はベンゾジアゼピン系薬剤の処方量全体は、徐々に減少傾向にあります。しかしながら、その代わりに非ベンゾジアゼピン系薬剤、とくに睡眠薬の処方量が増加傾向にあります。

処方薬依存には、離脱症状が生じる身体的依存と、薬剤を服用しないことに対する不安が生じて不調となる精神的依存があります。前者は受容体との結合という物理・化学反応が関連していますから、その特性がない薬剤には身体的依存の症状が生じることはあり得ません。ところが後者は、薬剤の種類を問わず生じる可能性があります。ですから非ベンゾジアゼピン系睡眠薬は、薬理学的に身体的依存を生じさせないといっても、精神的依存が形成されないとは言い切れないのです。かつてのベンゾジアゼピン系薬剤の安全神話に踊らされたように、今後も非ベンゾジアゼピン系薬剤が安易に処方されることが続けば、新しい問題が生じる可能性は高くなります。

現在も主流は「ベンゾジアゼピン系」

環境を整えても、なおかつ眠れないケースでは、「非ベンゾジアゼピン系睡眠薬」で効果が得られないことが多く、（減りつつあるとはいえ）**現在も処方の大半を占めるのは「ベンゾジアゼピン系睡眠薬」**となっています。

ベンゾジアゼピン系睡眠薬は、血中濃度半減期によって4つに分類されます。血中濃度半減期とは、その薬が吸収されて最高値に達した血中濃度が半分になるまでの時間のことを表しており、**「超短時間作用型」「短時間作用型」「中間作用型」「長時間作用型」という4つの型に分けられます。**それぞれの血中濃度半減期は、超短時間作用型が約2〜4時間、短時間作用型は約6〜10時間、中間作用型は約20〜30時間、長時間作用型はおおよそ30時間以上です（これらの時間は、催眠作用時間を表しているのでなく、薬理学的動態を知るための指標ですが、血中濃度半減期と作用時間との相関があるため分類の目安として用いられています）。

臨床現場で処方される機会が多い薬剤と上記の分類を表2-2にまとめました。

表 2-2　血中濃度半減期による睡眠薬の分類

超短時間作用型（約 2〜4 時間）　※（　）内の時間は血中濃度半減期

トリアゾラム（ハルシオン®）、ゾピクロン（アモバン®）、ゾルピデム（マイスリー®）

短時間作用型（約 6〜10 時間）

ブロチゾラム（レンドルミン®）、ロルメタゼパム（エバミール®）、リルマザホン（リスミー®）

中間作用型（約 20〜30 時間）

ニトラゼパム（ベンザリン®）、フルニトラゼパム（サイレース®）、エスタゾラム（ユーロジン®）

長時間作用型（30 時間以上）

フルラゼパム（ダルメート®）、クアゼパム（ドラール®）

※現在比較的よく処方される睡眠薬を中心に記載

睡眠薬の処方にあたっての注意事項

種類にかかわらず睡眠薬を処方する際には、必ず最新の添付文書の内容に従い、その薬剤の効能、用量、副作用（有害事象）、禁忌を確認したうえで処方を考慮しなければなりません。

さらに添付文書の内容に則した効能の説明、代表的な副作用、そして服用中の注意事項を説明したうえで、同意を得てから処方するようにします。以下に**睡眠薬服用中の注意事項**を取り上げて説明します。

1　持ち越し（hangover）：起床後の低覚醒

「持ち越し」とは、一度覚醒しても催眠作用が持続してしまい、寝ぼけのような状態（低覚醒）を呈することをいいます。とくに長時間作用型の睡眠薬に多く起きる現象です。**短時間作用型でも、疾病や加齢により代謝機能が低下している場合は、同様に持ち越し症状が認められます**。基本的には高齢者には睡眠薬を処方するべきではありませんが、やむを得ない事情があり処方しなければならない場合には、「持ち越し」により午前中の転倒事故がハイリスクであるため、密な観察が必要であることを当事者や関係者に伝えます。

この「持ち越し」効果のなかでも、低覚醒までには至らず、本人も自覚できないレベルの精神作業能力の軽微な低下が生じている場合も危険です。車の運転や危険を伴う作業では、瞬時の判断と行動のズレが生じると即、大事故につながります。**睡眠薬は種類を問わず服用している期間は自動車の運転や精密機械作業は厳禁とすべきです。**

2　筋弛緩作用：転倒リスクの増大

ベンゾジアゼピン系薬剤は、睡眠薬、抗不安薬のいずれも筋弛緩作用も有しています。その薬理特性上、筋弛緩作用が催眠作用や抗不安作用を上回っているのであれば、精神科治療薬という位置付けにないのですが、体質、代謝、年齢、他の薬剤との相互作用などから、筋弛緩作用が強く発現することがあります。

この作用は高齢者に強く現れます。服用後の移動の際に脚がもつれる、踏ん張れないなどで転倒し、骨折（大腿骨頭骨折など）の危険性があるので注意します。服用後に、力が入りにくいことがないかどうかのチェックを行い、少しでも筋弛緩作用が出ていると疑ったときには薬物療法は中止します。ベンゾジアゼピン系薬剤で催眠効果が得られないケースに、非ベンゾジアゼピン系を用いてもほとんどのケースで催眠効果が得られないことがわかってきました。ですから薬物療法による睡眠の改善を考えるのではなく、日中の覚醒度を上げて睡眠の質を改善するなどの生活習慣の改善を行うことや、夜間に離床することを少なくする非薬物療法を中心に対応を考えます。

高齢者施設などでは、夜間にトイレに立たなくて済むように、水分摂取のタイミングを工夫したり、就寝前にトイレに行く習慣付けを行うようにするなど、中途覚醒を少なくする工夫が必要です。実際にケアを行う側が工夫したことによって、かなりの転倒事故が防げています。

近年承認された作用機序が全く異なる睡眠薬の特徴として、これまでの睡眠薬と違って、筋弛緩作用が弱い、またはないことから転倒事故がリスクは低いと謳っている薬剤がありますが、筋弛緩作用が弱いということは、起き上がりやすいということです。認知症の高齢者は、もとより筋力は低下しているため、眠ることができなければ夜間の徘徊は変わらず生じ、結局事故は発生してしまうため、リスク低下には寄与しません。

3　反跳（リバウンド）性不眠

睡眠薬は、依存が形成されているとはいえない状態＝離脱症状は起こらない状態でも、**急に服薬を中止すると、リバウンド現象として不眠を生じる場合があります**。これは生体内でのリズムや恒常性に急激な変化が生じることが原因で起きます。反跳性不眠の予防対策は、ゆっくりと減量しながらやめることですが、睡眠薬を連用しないことが何よりの予防策です。

すでに長期間睡眠薬を服用していてやめる場合には、この反跳性不眠を防ぐためにも、あとで説明する「ベンゾジアゼピン系薬剤の減量と中止」の項を参照（p.51）してください。

4　アルコールとの相互作用：奇異反応と健忘

睡眠薬とアルコールとの併用は、低覚醒による判断力の欠如により事故や事件を引き起こすリスクが高く、厳禁です。一般に過飲酒で酔いつぶれている（＝気絶）のを眠っていると誤解し、アルコールには睡眠効果があると考えている人が非常に多いのです。この誤解が原因で、睡眠薬の効果が不十分なときに、「追加の頓服薬」代わりにアルコールを摂取してしまうようです。

睡眠薬とアルコールとを併用すると、数時間は過鎮静となるため、客観的には眠っているような状態にみえますが、これは気絶と同じ状態であり睡眠状態ではありません。数時間で覚醒した後、再度眠れることがあっても浅い眠りで、睡眠充足は得られないということがほとんどです。また、半分覚醒しているような状態となると、不安・焦燥の症状が顕著に出現し、怯えるような奇妙な反応を起こすことや、攻撃的になることがあります。これを「奇異反応」といいます。さらに、睡眠薬とアルコールを服用以後から翌日はっきりと覚醒するまでの一切の記憶がないという「健忘」症状が現れることがあります。

不眠はアルコール依存症と密接な関係にあります。飲酒習慣のなかった人が、不眠をきっかけに習慣的に飲酒するようになり、徐々に飲酒量が増えて乱用、遂にはアルコールへの依存を形成し、アルコール依存症を発症してしまうというパターンが非常に多いのです。そして、アルコール依存症になってしまうと、飲酒は不眠をさらに悪化させるため、“卵が先か鶏が先か”のようにどちらが原因で病状が悪化しているのか判別がつかなくなり、それが治療者に薬剤選択を誤らせるのです。

薬理学的にはアルコールと睡眠薬は、交差耐性（アルコールに対して耐性を獲得すると、同時に睡眠薬に対する耐性も獲得してしまうこと）があることがわかっています。ですから、アルコールに対して依存を形成していることがわかれば、ベンゾジアゼピン系睡眠薬を処方するのはもってのほかということになります。ところが、精神科医のなかでもアルコール依存症の病理を詳しく知る精神科医は極めて少なく、“睡眠薬を服用する”ほうが、“アルコールを飲む”より、肝機能への影響も少ないし、何より製薬なのでまだ安全だろうと考えてベンゾジアゼピン系睡眠薬を処方してしまうようです。

とくに、アルコール依存症では、臓器障害（多くは肝障害）が著しく、内科で入院治療を受けることがありますが、その場合、飲酒が途切れ不眠が出現し、内科医が安易にベンゾジアゼピン系睡眠薬を処方した結果、“アルコールの依存”だけでなく、睡眠薬を手放せない“処方薬依存”となってしまうケースが非常に多いのです。

5　胎児への催奇形性

現在、多発性骨髄腫の治療薬として薬理効果が再評価されたサリドマイドは、当初バルビツール酸系睡眠薬として、不眠症の治療に処方されていました。1960年代に妊娠初期に服用すると胎児に奇形障害が生じることが判明し、使用が禁止となった薬剤です。睡眠薬に限らずほとんどの薬剤で、このような薬害事件が起きるまでは胎児に対する影響について検討されずに薬事承認されていました。この催奇性の問題が契機となり、妊婦および妊娠の可能性がある女性に対しての薬剤の投薬を避けるよう注意が促されるようになったのです。薬の安全性が重視されるようになった背景にはこのような悲しい出来事があったということを知っておいてほしいと思います。なお、現在処方できるほとんどの向精神薬は、妊婦および妊娠の可能性がある女性に対して投与禁止とはなっていませんが、未知の有害事象がないとはいえないため、処方しないことが基本です。とくにどのような作用機序であれ、妊婦の睡眠障害に薬物療法は行うべきではありません。

ただし、精神不調が発生することによって妊娠の継続が阻まれるような母子の両者に不利益が生じる場合にのみ、危険性のエビデンスが示されていない薬剤を選択して使用する“有益性使用”を勧める医師もいます。

高齢者の不眠を治療するときの注意点

超高齢化が進む日本では、さまざまな社会問題が起きていますが、そのなかでも医療の質的・経済的問題は喫緊の課題です。脳は、老齢化すると思考の柔軟性や認知機能が低下します。これは誰にでも遅かれ早かれ訪れる生理現象で免れることはできません。高齢者が訴える不眠には、先に述べた睡眠障害のタイプにないものがあります。

眠るには体力も必要であり、高齢者はまとめて長時間眠り続けるということが体力的に難しいことがあります。このような場合、昼寝を活用するなどで、睡眠の充足は図れるのです。しかし、①上述のように思考の柔軟性が低下していること、②自身を高齢者であると認めていないこと、③若い頃と同じであることが健康であると決めつけて訂正できないこと、これら3つの要因から、「眠れない」ことに対し、医療行為という対処を強く求めてくるケースが激増しています。

高齢者の「眠れない」原因は多様

繰り返し述べていますが、眠れない原因が何であるかを見極めることは重要です。高齢者で必ず鑑別しなければならないのは、「せん妄」の有無です。**不眠の原因が「(夜間) せん妄」によるものであれば、その対処に睡眠薬を用いれば、低覚醒状態が助長されるので、かえって悪化する**ことが多いのです。せん妄状態が確認できる不眠にはチアプリド（グラマリール®）を用いることで、せん妄状態が改善され、自然と眠れるようになることが少なくありません。

チアプリドの効果を就眠時間帯に発現させるためには、就眠直前では意味がないばかりか、翌朝の覚醒に影響が生じる可能性があるため、就眠予定時間から3〜4時間前ないし夕食前後に投与するようにします。

以前は眠れないケースにベンゾジアゼピン系薬剤が処方されているケースが圧倒的に多かったのですが、近年はオレキシン受容体拮抗薬が処方されているケースがそれを凌駕する勢いです。しかしながら、老人保健施設に入所し、オレキシン受容体拮抗薬を服用しているケースで睡眠リズムの改善が認められているケースは半数にも満たないというのが現状です。高齢者の「眠れない」原因を正しく把握し、適切な治療を施すことが求められます。

筋弛緩作用を観察し、評価することが重要

寝たきりの状態で運動が困難であり、日中の覚醒度を上げる行動ができない状態で、非薬物療法によるあらゆる方法でも不眠が続くことで、体力が消耗するケースには、睡眠薬を細心の注意を払って用います。寝たきりの状態ですから、転倒することによる骨折のリスクはありませんが、筋弛緩作用により少しも身体を動かすことができなくなり、褥瘡の発生や悪化を招くことがあります。

そのため、身体を動かすことが困難なケースには筋弛緩作用が弱い睡眠薬を選択します。具体的には、入眠困難のケースには、非ベンゾジアゼピン系でGABA受容体のうちω_1受容体選択的作用のゾルピデム（マイスリー®）を用います。効果はあるものの中途で効果がなくなるようなケースでは、同じ非ベンゾジアゼピン系薬剤のエスゾピクロン（ルネスタ®）が超短時間型のなかでも比較的催眠作用時間が長いことから推奨する医師もいます。

入院・施設入所中の人が不眠を訴えたとき

すでに睡眠薬で治療を受けている患者さんや利用者さんから「眠れない」と訴えられたとき、医療者や介護者は、どのような点に気をつければよいのでしょうか。

1　昼間の活動状態や覚醒状態

昼間に活動性が低く、1日中ベッドで過ごして、昼寝の時間が多いような、いわゆる昼夜逆転の状態であるならば、夜眠れなくて当然です。薬物療法の対象ではなく、生活リズムを修正するよう、ケアを行う人が創意と工夫をもって関わっていくことで改善できることが少なくありません。

2 精神症状の可能性の考察

普段あまり不眠を訴えないような人が不眠を訴えるときは、精神症状の変調の兆しか、環境変化などの要因による一時的な不眠かのいずれかです。これらは対応が大きく変わるため、精査鑑別が必要です。不眠の訴え以外に、日中には普段みられないような言動があった場合は、まず精神症状の変化（認知症ならば進行やBPSDの発現・再燃など）を考えます。そのケースに適した薬剤を選択します（詳しくは4章を参照）。

環境や気候の変化などによる一時的な不眠と判断した場合には訴えに理解は示すものの特別な治療は行わず、不眠症状が続かないか観察を続けます。

夜間の看護・介護記録情報の有効活用

看護・介護の現場で、医師が明らかに適切でない薬剤を処方した結果、状態をかえって悪くさせてしまっているケースは少なくありません。担当医の知識不足もあるでしょうが、当事者の情報が正しく伝わっていない（医師が把握していない）ことも原因です。

看護・介護者は詳細に夜間の行動を記録しているのですが、その情報が治療に有効活用されていないケースがよく認められます。各部署間で情報共有がされていないのは“宝の持ち腐れ”です。

入院・入所している方の詳細な情報や病状を一番把握しているのは医師ではなく、接している時間が長い専門職の方たちなのですから、医師が治療方針や処方内容を決めようとする際、その情報を示し、有効に活用するよう促すべきです。最少人数で業務をこなす夜勤帯に記録される貴重な情報に対して、医師は敬意を払い、その情報と診察時の所見の同一性と異質性を精査することから、最適な対応策が策定されるのです。

PLUS ONE

睡眠薬の諸問題

睡眠薬は、メンタル障害の治療薬の中では歴史が古く、1900 年代の初めには誕生していました。初期には不眠症治療薬として開発されたのではなく、外科手術の麻酔前投薬や鎮痛に用いる薬などとして開発され、転用されたものも数多くありました。

最初に睡眠薬として確立された薬剤は、「バルビツール酸系睡眠薬」でした。この睡眠薬は、非常に高い催眠効果と抗不安効果があり、睡眠薬として優れた薬剤でした。しかし、同じ用量で良好な催眠効果が得られる期間が短く、非常に早く「耐性」ができてしまうことや、用量を減らしたり、止めようとすると、離脱症状が生じる「依存性」の問題がありました。

この「依存性」以上に大きな問題は、一度に大量に服薬すると呼吸抑制が生じて死亡に至ることでした。この問題を改善することが、次世代の睡眠薬に求められた最大の課題だったのです。バルビツール酸系睡眠薬と異なる化学構造の、「非バルビツール酸系」という睡眠薬も登場しましたが、高用量では同様に安全性や耐性、依存性の問題が残っていました。このような問題があっても、バルビツール酸系睡眠薬は次世代の睡眠薬が登場する 1960 年代までは多く用いられていました。

1960 年代は世界的な経済摩擦や紛争などの社会不安を背景に、薬物乱用が社会問題になった時代でした。当時、日本国内での乱用薬物はシンナーと睡眠薬でした。有名な作家や芸術家が自殺目的で睡眠薬を大量に服薬したことが報道され、「睡眠薬での自殺＝苦しまない死」という間違った俗説が広がり、睡眠薬での自殺未遂が激増したといわれています。逆に「睡眠薬を飲むと死ぬ恐れがある」といううわさが出たのもこの頃です。

そこで、高い催眠作用をもちながら、長期の服用による耐性と依存性の問題を極力軽減した、臨床効果と安全性に優れた睡眠薬として登場したのが「ベンゾジアゼピン系睡眠薬」でした。ベンゾジアゼピン系薬剤が登場すると、バルビツール酸系や非バルビツール酸系睡眠薬は、あっという間に処方されなくなりました。この事実は、古い睡眠薬がいかに使いにくかったかを表していると思います。

ベンゾジアゼピン系睡眠薬の有用性は高く、開発から 60 年近く経つ今日まで、世界中で不眠の第一選択薬として使用されてきました。しかしながら、どんなによい薬でも万能ではありません。ベンゾジアゼピン系睡眠薬がさまざまな不眠症例に処方されるようになると、この薬の催眠以外の作用が問題となってきました。それは“筋弛緩作用”でした。とくに問題となったのは、筋力が減弱してきている高齢者への投与でした。夜間トイレに行く途中や中途覚醒してベッドから立ち上がろうとするときや、歩行中に転倒することで、打撲や骨折などの事故を引き起こしたからです。

これらを改善するために、ベンゾジアゼピン系薬剤の“催眠”に関係する受容体に選択的に作用する新しい睡眠薬が開発されました。これらは「非ベンゾジアゼピン系睡眠薬」といわれています。このような経緯から、現在不眠の治療に用いられる睡眠薬は、ベンゾジアゼピン系と非ベンゾジアゼピン系睡眠薬が大半を占めるようになったのです。

この数年問題視されてきているのは、ベンゾジアゼピン系睡眠薬の「処方薬依存」です。その原因となっている薬剤は，正規に処方されたものではないケースが増えているのです。とくに若年層を中心に薬物に対する抵抗感が薄れつつあるなか、「違法薬物や脱法ドラッグより処方薬は安心」と考え、処方薬を違法に入手して乱用した結果、依存に陥るのです。また、アルコールとの併用乱用で、結局は違法薬物の依存症に発展するケースが中高年で増えています。

「睡眠薬」は、さまざまな副作用とどう折り合いをつけて処方されていくべきか、今後の精神科医療の大きな課題です。

③「抗不安薬」がわかる

2つの病的な不安

一般に“不安”という言葉は、「先のことがわからないことに対する不安」などと使われますが、このような不安は病的ではありません。症状としてとらえる“不安”は、2つに大別できます。

思わしくない結果になりそうであることはわかっていても、自分自身の力ではどうにもならないことに対する焦燥感がセットになって生じる「外的ストレスによる不安」と、確固たる理由があるわけでもないのに何かにつけて大丈夫だろうかと、繰り返し確認する意識がセットとなっている、自らが作り出した「内的ストレスによる不安」に大別することができます。

「外的ストレスによる不安」への対処

外的な事象によるストレスは生活していれば、たえず存在しますが、そのストレスが持続し、脳への負荷が耐えられないほど過大となると症状として“不安”が出現します。そのとき、脳内では興奮性神経系と抑制性神経系のバランスが崩れ、**「興奮性神経系が過活動状態」**となっています。脳神経が興奮状態であるため、イライラとした焦燥感が生じます。

このような状態への対応は、興奮により神経細胞内の電荷が高くなっている状態、つまり+（プラス）に傾いているのを是正＝興奮を除去することです。そのため、興奮した神経細胞の細胞内に－（マイナス）イオンを流入させる働きをもつ**ベンゾジアゼピン系の抗不安薬は有効**なのです。

「内的ストレスによる不安」への対処

この“不安”は、外的なストレスで生じているのではなく、脳内で作り出された不安です。ヒトを含む霊長類は、生命に関わる危険を生涯の経験を通して学んでいきます。直面している現象に対しての危険度を、学習記憶と照らし合わせて注意を喚起する内容と判断すると信号を発信して不安を生じさせます。何かにつけて不安を生じる状態は、この注意喚起の判断をする機構に調節機能問題が生じている状態です。**精神活動における調節機能のほとんどは、セロトニン系神経で司られています。そのため、セロトニン神経系機能が低下すると理由のない不安を作り出しやすくな**るのです。

よって、この種の不安への対処は、**セロトニン神経系に対して働きかける薬剤が適している**ということになります。もし、“不安”の鑑別を間違って、ベンゾジアゼピン系の抗不安薬を用いると、不安を改善する効果が出ないばかりか、抑制や鎮静効果だけが現れ、だるさや眠気が目立つことになります。

セロトニン神経系機能低下は、セロトニン量が減少しているか、セロトニン受容体への刺激が低下していることが考えられます。セロトニン量減少の是正には、SSRIを用い、シナプス間隙内のセロトニン量を見かけ上増加させることによって機能の改善をはかります。また、セロトニン受容体の刺激作用を高めるためには、不安の生理機能を司るセロトニン1A受容体に作用してセロトニン系神経を刺激するタンドスピロン（セディール®）を用いることで機能低下の是正をはかります。なお、タンドスピロンは、非ベンゾジアゼピン系抗不安薬に分類されます。副作用として、SSRIと同じように、消化器症状が服用初期に出ることが少なくありません。また、呼吸器疾患や心臓病、腎障害、肝障害のある方には禁忌となっています。

不安症状の鑑別

前項に示したように不安が生じる原因の違いにより、薬理学的に適切な薬剤選択はできると考えますが、実際に不安症状だけを聴取して鑑別はできません。前述したような理論に従って薬剤選択を行えば、多くのケースで症状の改善は得られます。

そこで、不安症状以外の症状で鑑別するときに確認すべき所見を例示します。

神経の興奮症状の有無を確認するために、筋緊張状態と睡眠状態の評価を行います。過緊張では筋緊張による張りや凝り、そして頭痛がみられ、興奮状態が続くことで入眠困難となります。これらが確認できれば、先に述べたように興奮を鎮める作用をもつベンゾジアゼピン系を選択します。そうでないケースには**非ベンゾジアゼピン系のタンドスピロンを選択します。**

ベンゾジアゼピン系抗不安薬の現代の存在意義

神経ネットワークは細密で、脳という閉鎖空間で構成されているために、どこかで問題が起きると必ず他の部位でも連鎖反応が起こります。ストレスで一部の神経系が興奮したことによって生じた不安は、脳内全体の恒常性を崩し、極期には脳全体を興奮させてしまうこともあり得ます。

このような状態が長く続くことは、高次脳機能に後遺症を残すリスクもあります。その場合には、やはり脳全体の興奮を抑制するための急性期処置薬としてベンゾジアゼピン系抗不安薬は必要です。

依存を形成しやすいなど、さまざまな問題を抱えたベンゾジアゼピン系薬剤ですが、同等の機能をもち、かつ副作用などの問題が少ない薬剤が存在しないのも事実です。

ベンゾジアゼピン系薬剤は、不安や不眠の急性期処置薬という位置付けとして用い、依存の形成を早期に察知する工夫が必要な薬剤です。

抗不安薬の処方を中止するタイミング

まず「不安」の鑑別を正確に行って、薬物療法が不要なケースに抗不安薬を処方しないことを厳守することです。抗不安薬の多くはベンゾジアゼピン系薬剤であるため、処方薬依存を引き起こさないように、用量と服用頻度には細心の注意を払って処方します。

処方薬依存の発現リスクは、個体差が大きいため単回投与でも依存を形成することがあるため、完全に予防することはできないのですが、多くのケースにいえることは、症状が消褪しない場合でも、薬剤の使用によって生活への支障が減じ、認知機能が正常な状態と判断できた時点で非薬物療法を併用しながら、できるかぎり速やかに中止のプロセスを開始します。中止の推奨方法はいくつか提唱されていますが、論理的で具体的な方法を紹介します。

ベンゾジアゼピン系薬剤の減量と中止

ベンゾジアゼピン系薬剤の依存は、高用量や長期の服用でなくても生じることがあります。臨床経験から、この章の始めに触れたような生活習慣をコントロールできないケース、生活習慣病の治療を受けていても悪化傾向にあるケース、承認欲求が強いケース、対人接触において距離が取れない（医療者に依存的な態度を取る）ケース、そして当然のことといえますが、さまざまな依存症（コントロール障害）では、短期間で依存が形成されると考える必要があります。このようなケースに自らが処方しなくとも、前医や他科の医師が処方したベンゾジアゼピン系薬剤を継続することによって、さらなる不利益が生じる可能性を察知した際には減量・中止しなければなりません。

減量・中止を拒絶する理由

すべての向精神薬はその効果により、症状が改善していても、生活の質が低下している状態であれば、減量・中止を行う必要があります。ベンゾジアゼピン系薬剤の場合は、覚醒の程度がその見極めの指標となります。

ベンゾジアゼピン系薬剤を服用している状態で、「低覚醒」が認められることは、生活の質が低下していて、治療上好ましくないという評価となるのですが、当事者によってはそうではないことがあります。不眠や不安という主たる症状や付随する苦痛が強い“好ましくない記憶”は事あるごとに想起されますが、低覚醒状態にあるとそのような想起が生じても注力できないため、少しぼんやりしているぐらいがよい（そのほうが幸せ）と感じてしまうことが少なくないからです。

生活に不都合な症状が改善して健康な状態を取り戻すよりも、健康でない（低覚醒）状態であっても、減量・中止を行うことによって、何も考えなくてよい現状を取り上げられる感覚となるため、薬剤の減量・中止を行うべきだと説明すると強い抵抗を示されます。そのような反応を起こすケースは、身体依存（離脱症状）は認められなくても、強い精神依存が確立されていると判断できます。

減量・中止の難しさ

処方薬依存の典型例では、ベンゾジアゼピン系薬剤に対して耐性ができてしまい、連用するようになり、効果獲得のために自己判断で増量し、結果として“服薬のコントロール障害”＝依存が形成されます。なかには、最小用量を服用しているケースでも、薬物を用いている状態が、その人にとって自然（恒常）な状態となるため、服用を中止または減量することは、逆に不自然（異常）な状態に相当するため、不調を招き、ひどいときには、生活に支障をきたすことさえあります。

薬剤の減量・中止を困難にする一番の要因は、離脱症状（俗に禁断症状といわれるもの）の発現です。離脱症状には、不安、焦燥感、振戦、知覚異常（しびれ）、けいれん発作、動悸、頭痛、発汗など多彩な症状があります。

先に述べたようにベンゾジアゼピン系薬剤は、ケースによっては少量・短期間でも依存を形成し、離脱症状を呈することもあるため、以下のような方法で中止していきます。いずれの方法でも基本は、"可能なかぎり、ゆっくりと減量する" しかありません。

場合によっては、中止までに年単位の期間を要することがあり、自験例では最短でも半年、最長では5年を要しています。また、2/3のケースは減量途中でドロップアウトしています。

1　用量漸減法――服用量を徐々に減らしていく方法

服用する量を徐々に減らしていくという非常に一般的な方法です。これはベンゾジアゼピン系薬剤のなかでも、超短時間作用型・短時間作用型睡眠薬を中止していくのに向いています。漸減していく直前の用量の1/8ずつを、2週間ごとに減らしていく計画を立てます。ただし強い離脱症状が出現した場合には、減量をせず1つ前の用量に戻し、倍期間の4週間経過を見てから、さらに減量率を小さくして減量します。これには薬剤の粉砕による微量な調整が必要となり、薬剤師の協力が欠かせません。

各用量の維持期間を延長しながらも確実に減量を行い、離脱症状が生じても耐えられるという確認ができれば、減量前の用量に戻さずその用量で離脱症状がなくなるまで用量を維持するというコースで調整します。ケースによっては、作用時間の長いベンゾジアゼピン系薬剤に一度置き換えて減量したほうが、減量の苦痛を軽減できることもあります。それについては後述の置換中止法を参照してください。

2　回数漸減法——服薬回数を減らしていく方法

ネーミングがいまひとつなのですが、要するに、服薬していた回数を徐々に減らして、服用しない時間を増やすことで、ベンゾジアゼピン系薬剤が身体の中にあることが恒常であることを是正していこうという方法です。

抗不安薬では、まず朝や昼など日中の社会活動が活発な時間帯以外の服用を中止し、その後は日中の服用を数日ごとに1回ずつ減じるようにします。最終的には午前中のみの服用とし、それを今度は、症状が出たら服用するといった頓服的な服用としていきます。そうすることで、服用せずとも症状が治まることを実感し、自己治癒力に自信をつけること（認知の改善）で中止に導きます。この減量プログラムは、最短でも6か月、長い場合は2年ほどの期間をかけて行います。

睡眠薬では、まず睡眠環境と生活習慣（生活リズム）について再度見直しを行うことから始めます。次に週に何回か服用をしない日をつくります。最初は服用しない日は、全く眠れないという状態となることが少なくありませんが、日中に耐え難い眠気や疲労がなければ、減量を続けます。次いで1日おきの服用とします。このような用量で1〜2か月ほど睡眠状態を観察し、安定した睡眠がとれていることを確認できれば、次に週に2回ないし3回の服用は許容とし、それを4〜8週間ほど行い、眠れない日が連日となった場合のみ服用するよう助言し、服用しない状態が“普段の状態”となるように習慣付けします。

最後には眠れないときのみ服用し、できる限り服用しない状態となれば中止に導きます。

精神依存による不安が生じないよう“お守り”として数錠は使

わずとも手元に置くことによって、自らが服薬をコントロールできていることと、保険のような安心感をもたせることができます。

3　置換中止法──多種類（多剤）から中止する方法

多種類（多剤）の睡眠薬を服用している状態から中止していくときに用いる方法です。複数種のベンゾジアゼピン系薬剤を服用しているケースの多くは、すでに長期に服用している場合がほとんどですから、心身の依存は間違いなく形成されていると考えなければなりません。睡眠薬では、短時間作用型の薬剤が依存を成立させやすいことは説明しましたので、まず服用しているベンゾジアゼピン系睡眠薬の中で、一番作用の短いものを、作用の長いタイプに置き換えます。抗不安薬では、まず1種類を依存になりにくいと考えられる非ベンゾジアゼピン系薬剤であるタンドスピロン（セディール®）や、催眠作用のある抗うつ薬のトラゾドンなどに置き換えていきます。ここで注意することは、すべてのベンゾジアゼピン系薬剤を一度に、タンドスピロンやトラゾドンだけに置き換えると、急激な離脱症状を生じさせることがあるので、まず1種類のみを置き換え、慣らしていくことです。

それまでに、ベンゾジアゼピン系薬剤を減じたり、中止したりした際に、離脱症状としてけいれん発作を起こした履歴がわかっている場合には、バルプロ酸ナトリウムに置き換えることもあります。

これらの選択作業は重要で、ケースごとによく検討して決定し、薬剤の種類を絞り込み、そのあとは、前述の①用量漸減法ないし、②回数漸減法の方法へとつなげて中止に導きます。

このように文章にすると簡単そうに思えますが、ベンゾジアゼピン系薬剤を中止していく作業は、医師・当事者間の信頼と薬剤師の協力、労力とすべての関係者の忍耐がなければ達成できない作業なのです。

薬剤を中止していくときの薬剤に対する意識

減量中にライフイベントなどでストレスが生じて、不眠を強く感じるときには一旦後戻りしなければならないこともありますが、焦らずに個々のケースのペースに合ったプログラムを作り、服用中止へと導きます。

薬剤の中止が近づいてくると当事者は「もう飲んで（服用して）はいけない」という意識が強くなります。そのような意識の集中は、不調をきたした場合、「やはり飲んでいないからだ」という解釈になり、かえって服薬を再開することにつながってしまいがちです。同じ状況でも「（服用してもいいけど）服用する必要があるのか？」という意識でいるほうが、薬剤への意識が集中することなく、服薬しない方法での問題解決へと移行しやすくなります。

PLUS ONE

ベンゾジアゼピン系薬剤処方の留意点

薬は反復して服用しているうちに薬物代謝系が賦活され、薬理効果の持続時間が短縮します。ですから、よく効いていた時期と同じ薬効を得るためには増量が必要になります。これを薬の“耐性”といいます。ベンゾジアゼピン系の睡眠薬と抗不安薬は、他の処方薬に比較して、この耐性が、驚くほど早く生じる薬なのです。

そのような要素があることがわかっていても、生活の質が著しく低下し、ベンゾジアゼピン系薬剤でなければ症状の改善が見込まれないケースは存在します。

その際に処方する側、服用する側の双方が確認し、厳守する最小限の５つの事項を列記します。

①許容用量の最小限で開始（服用）する
②連用は避ける（不安症状がないとき、眠れそうなときは服用を見送る）
③効果判定は最低１週間服用後に行う。それまでは絶対に増量しない
④多剤併用は絶対に避ける
⑤改善がみられたら、減量または中止作業を行う（※精神依存に対する担保として頓服として数錠を所持することは認める）

4 新しい作用機序の睡眠薬

「不眠症治療薬」

従来の睡眠薬はどの薬剤であっても、基本的な作用機序は、興奮状態を改善することで眠りを促すというものです。新しい「不眠症治療薬」は、睡眠機能自体に作用する薬剤です。

1 ラメルテオン（ロゼレム®）

従来の睡眠導入薬が、脳の興奮を抑えることで眠りやすくする鎮静・催眠作用が中心であったのと異なり、新しい不眠治療薬は生体がもつ機能を取り戻させる薬剤といえます。睡眠の発現（誘発）や睡眠リズムを調節する機能は松果体にあるといわれ、そこから分泌されるホルモンが「メラトニン」です。メラトニン受容体は3種類ありますが、脳にはメラトニン受容体 MT_1 と MT_2 の2種類が分布しています。メラトニンが MT_1 受容体に作用すると体温を低下させて睡眠の準備段階へ移行させ、入眠を促進します。MT_2 受容体に作用すると体内時計を補正し、サーカディアンリズムにリセットをかけるといわれています。ラメルテオンは、この MT_1 と MT_2 受容体の作用を活性させて不眠症者にとって元の自然な睡眠に戻す効果があると考えられています。

2　スボレキサント（ベルソムラ®）・レンボレキサント（デエビゴ®）

オレキシンは、視床下部で産生される神経伝達物質で、睡眠と覚醒を調節し、摂食を調節する機能も有する神経伝達物質と考えられています。ヒトではオレキシンが産生されて、その受容体に結合している状態では覚醒が維持され、オレキシンの量が減じると自然に眠くなることがわかってきました。つまり脳が覚醒を維持しようとオレキシンを産生しなければ、ヒトは眠ってしまうということです。

不眠の原因のタイプはさまざまですが、大きく分けるとストレスによる脳の興奮刺激による不眠、睡眠リズム障害による不眠、疾病に付随する二次的不眠と原因が不明という分け方ができます。これまで「原因が不明」であった不眠には、オレキシンの過剰産生が原因により覚醒が遷延し、眠りにつけない不眠が存在するということになります。この不眠に対して、従来のマイナートランキライザー系の睡眠薬を使用することは、車の運転に喩えるとアクセルを踏んでいる状態でブレーキも踏んで車の動きを止めるようなものですから、よい対処法であるはずがないのです。ですから、オレキシンが過剰状態になっているタイプの不眠には、オレキシンの機能を調整する薬剤が必要ということになります。そこで、開発されたのがスボレキサントです。スボレキサントは、オレキシン受容体（OX_1 と OX_2）に結合し、阻害作用を起こすことで覚醒状態の持続を解除して、睡眠を促す働きをする「不眠症治療薬」です。レンボレキサントも同様に OX_1 と OX_2 に作用しますが、OX_2 に強く阻害作用を示します。生理学的には OX_2 阻害作用が強いほど睡眠効果は高いとされていますが、実際には個人差が大きくこの 2 剤の不眠症への効果の優劣はありません。

「不眠症治療薬」の特徴と今後の課題

従来の睡眠薬と異なる一番の特徴としては、薬理作用の違いから、ベンゾジアゼピン系薬剤にみられる運動障害、筋弛緩、記憶障害などの副作用が起こらないという点です。また作用機序からは、身体的依存は形成されず、反跳性不眠や離脱症候もみられないと考えられます。

しかしながら、薬剤に対しての依存は、身体的依存だけではありません。筆者はこれまでラメルテオンとスボレキサントの依存を呈したケースを経験したことはありませんが、臨床研究報告では、精神的依存の出現は認められているようです。なので、処方する医師は、ベンゾジアゼピン系薬剤同様の注意が必要で、とくに精神科を専門としない医師への啓発が重要です。このような薬理的特徴を、ベンゾジアゼピン系睡眠薬より優位かつ安全ととらえる医師がいるようで、高齢者に安易に処方する傾向があります。

また、ラメルテオンの添付文書には、「ベンゾジアゼピン系薬剤等他の不眠症治療薬による前治療歴がある患者における本剤の有効性、並びに精神疾患（統合失調症、うつ病等）の既往又は合併のある患者における本剤の有効性及び安全性は確立していないので、これらの患者に本剤を投与する際には治療上の有益性と危険性を考慮し、必要性を十分に勘案したうえで慎重に行うこと。」と注意喚起されているにもかかわらず、うつ病や認知症に伴う不眠に対して、「安全な睡眠薬」という位置付けで、処方する医師が増えています。これから、高齢者、認知症者が増え続ける状況が避けられない状態において、このような誤った認識での処方の流れが改善されなければ、今後予想もしなかったトラブルが生じるのは必至と考えます。

5 処方薬依存

処方薬依存は急増しているのか？

マスメディアやインターネットで処方薬依存のことが話題になるたびに、「違法薬物の依存から合法な処方薬依存へと変遷してその数は急増している」などという記事を目にします。違法薬物依存ケースの統計などあったとしても推計ですし、常用量で治療を受けているケースでも医学的には処方薬依存というケースのすべてを把握するすべはないのですから、急増しているというエビデンスは見当たりません。

確かに精神科や心療内科を受診する軽症のメンタル不調者数の急増は事実ですから、単純に発症比率が同じであれば、急増していることになりますが、それも確かではありません。

有益をもたらすはずの処方薬が、逆に不利益をもたらすという衝撃的事実が事を大きくしていることと、「処方薬依存」というものが存在するという啓発によって、離脱症状だと気づいていないケースが相談されるようになったことなどから、隠れていた処方薬依存が顕在化したことを“急増”と表現しているのだと考えられます。なぜこのようなことを取り上げているかというと、依存性が認められている薬剤だけでなく、すべての薬剤について依存性を気にして拒絶するケースが現実に増えていますし、それらの薬剤を毒薬のように忌み嫌う発信の内容が臨床現場を混乱させている事実があるからです。

現実の臨床では、“依存性があるとされる薬剤”による治療効果によって精神的苦痛から解放され、処方薬依存にはならずに治療を終えているケースのほうが処方薬依存となるケースより多いのですから、薬剤の存在を悪く捉えるべきではありません。

処方薬依存の実際

マスメディアでは、医師の安易な処方が処方薬依存の原因のすべてであると決めつけています。確かに「どうしてこのケースにこの処方が」というものもありますが、論理的かつ注意配慮も行われていたのに発生したケースも多いのが現状であり、安易な処方が原因と決めつけて、医師に責任を押しつける形ですべての問題が解決することもありません。もちろん、依存性を認識している薬剤の承認を国が取り消さないことが問題なのでもありません。極端な喩えですが、アルコール依存症者がアルコール飲料を製造しているから病気になったといって酒造会社を訴えるようなことがあってはならないのです。現実的な話として、処方薬依存を完全に防ぐということは不可能だと断言せねばならないのです。

ただ、処方薬依存となることは、可能な限り防ぎたいと思うのも当然です。では少しでも処方薬依存ケース発生のリスクを低減する方法はないのでしょうか。

依存症になる人、ならない人

依存性が報告されている薬剤を高用量で長期に使用していても処方薬依存とならないこともあれば、低用量を短期間使用しただけでも処方薬依存となることがあり、発症には個体の脆弱性が関わっているということは間違いないと考えられていました。そこに家系研究と遺伝子研究の結果が、依存症の発症には遺伝的な脆弱性が大きく影響していることを裏づけたのです。

“発症の脆弱性”があっても100％発症するということではあり

ませんし、依存対象との接触がなければ、依存形成は起こらないので発症しません。ただ、世界には依存の対象となる物質や行動は数え切れないほど存在しますから、たとえ処方薬の依存とならなくとも他の依存＝コントロール障害となるリスクは高いのです。

PLUS ONE

ベンゾジアゼピン系薬剤の薬理と依存形成

過剰な刺激を察知すると脳の大脳辺縁系にストレス反応系神経ネットワークの興奮が高まります。さらに刺激量が増すか、刺激の継続が一定以上の時間を超えると、過剰なストレス反応を抑えるためのフィードバック機構としてはたらくのが抑制系神経であるGABA〔γ-Amino Butyric Acid（ガンマアミノ酪酸）〕神経系です。ニューロンから神経伝達物質であるGABAが放出されて、興奮を抑制する仕組みです。

GABAがGABA受容体に結合すると、イオンチャネルを構成するサブユニットが構造変化を起こし、神経細胞の外部から内部へ形成されているイオンチャネルが開口して、塩素イオン（Cl^-）が細胞内へ流入します。興奮している状態は神経細胞内がナトリウムイオン（Na^+）により陽電価を帯びている状態であるため、マイナスイオンであるCl^-が細胞内に流入すると、電気的に相殺されて、興奮を抑制するという作用機序です。

ベンゾジアゼピン系薬剤は、この抑制系神経の受容体と共用する部分に作用します。ベンゾジアゼピン系薬剤が、受容体に結合するとGABA受容体を含むイオンチャネルを形成する立体構造変化（コンフォメーション変化）が生じることで、GABA受容体にGABAが結合しやすくなる変化を引き起こし、さらにGABAによる抑制機能を増強させます（イオンチャネルは五量体で形成されていて、そのサブユニットの1つにバルビツール酸誘導体が結合するユニットも内包しており、同じような機序で興奮に対して抑制を増強させます）。

ベンゾジアゼピン系薬剤の興奮抑制の発現程度として、第1段階では緊張や不安を抑える抗不安作用、さらにGABA系への作用が継続すると、神経伝達が抑制され、興奮系神経の機能が低下し、第2段階作用として催眠作用が発現します。

催眠作用が抗不安作用を上回るベンゾジアゼピン系薬剤は、興奮抑制効果が第2段階作用にまで及ぶスピードが速い薬剤ということです。抗不安薬に分類されるベンゾジアゼピン系薬剤でも大量に服用すれば、催眠作用が生じるのは当然です。力価が低いとされる抗不安薬を服用しても眠ってしまったというケースは、この第2段階作用にまで移行しやすい性質をもつ個体であると考えられます。

このようにベンゾジアゼピン系薬剤は、GABA受容体機能の修飾増強を行っている薬剤ということから、不安や不眠の症状は、GABAの産生に問題（産生能低下）がある場合、GABA受容体の結合能に問題（結合能低下）がある場合、またその両方である場合が原因と考えられます。ただ、3つめの両方の問題が存在する場合、神経興奮は常に治まらない状態となりますので、不安や不眠程度の症状でなく生命維持に関わる問題が発生するはずです。よってこの組み合わせは論理的に除外されます。

- **GABA産生能**：ストレスや疲労によって全ての機能が低下することによってGABAの産生低下が生じ、興奮が抑制されない状態にベンゾジアゼピン系薬剤が投与されると、機能増強によって平衡が取り戻されますが、その状態を超えてもなお投与が継続すれば、耐性が生じ依存が形成されます。
- **GABA受容体結合能**：何らかの問題で結合能低下となっているケースでは、平常時から抑制機能は不完全であることが予想されるため、ベンゾジアゼピン系薬剤が介入することで生じた抑制機能の増強は、本来の自然な抑制機能が発現されることと同じです。つまり、ある程度の量のベンゾジアゼピン系薬剤が存在して、初めて多くの集団と同じレベルの感受性となるということです。ベンゾジアゼピン系薬剤の常用量での処方薬依存はこのような背景で生じている可能性があります。

処方薬依存ハイリスク者の性質

発症に関する遺伝子は発見されていませんが、遺伝的要因があるということは、ある一定の特性があるということです。これまでの病理学的観察結果から、コントロール障害（依存）のハイリスク者の行動や思考に傾向があることが示唆されています。それはどのようなものでしょうか。

依存症はその対象に因らず発症してしまうと、依存の行為に優るものはなくなり、その行為が優先されることで引き起こされる問題や依存の行為に明け暮れるために生活がすさみます。その状態は他者の目には、“だらしない”、“不真面目”、“無責任”と映ります。依存症ハイリスク者は、このような性質だから依存症になるのだと考えている人が多いのですが、それは誤りです。依存症者を配偶者とする人に、当事者の人物像を尋ねると共通のフレーズが聞けます。「昔はこんな人ではなかった」と。

依存症を発症すると発症前の性質と真逆になる?

依存症ハイリスク者の多くは、真面目で、すごく几帳面で、一人で黙々と仕事をこなすなどの態度から責任感が強いと印象付けられる性質があります。前項の発症後の言動と比較するとこれらは真逆に思えます。

真面目という印象の裏面には、融通が利かないという部分もはらんでいますし、几帳面といわれる人の多くに、あることには強迫的なほど気にかけるものの、それ以外のことには無頓着という傾向があります。黙々と1人でやる＝相談しない・相談できない、責任感が強い＝弱音を吐けない、のように表現の違いと捉えることもできます。

発症前後の性質が変わったように見えるのは、人間誰しもがもつ“よく見える面”と“悪く見える面”の表裏が変わって表れたのであって、変わってしまったのではありません。

依存症ハイリスク者が受診するとき

眠れない、つらいと感じてすぐに受診する人は、そのことを理解してくれる人、つまり担当医の存在が確認できると、「承認欲求」が達成され、原因となるストレスを凌駕するため、薬物療法より心理療法（精神療法）が効果を表し、さらに“薬は癖になるのが怖いので”と拒否することも多いのです。言動から対人関係的に依存的と思える人は、処方薬依存にはなりにくいと考えられます。

これらのケースに対して、先に記したような特性（黙々と一人でやる、責任感が強い）をもつ人が医療機関を受診しようと決めるということは、一大決心が必要と判断した緊急事態にあるということです。普段は誰にも相談しない人が、誰かに相談せざるを得ない切羽詰まった状態になっているということであり、「待てない」状態にあります。また普段の“真面目”という性質の側面は、柔軟性に欠ける思考のもち主という考え方もできます。とくに差し迫った状態で余裕がなくなると柔軟性は皆無となって、「0か1か」「白か黒か」の両極端の判断しかできない思考になっているのです。ここで最初に薬物療法以外の自己努力的な生活習慣の見直しやストレスコーピングのための心理カウンセリングを勧めれば、「そのようなことを求めて受診したのではない」と憤慨するかさらに落胆してしまいます。

このような状況において、医師から一時的にでも薬物療法を行えば解決すると勧められると、それを信じて服薬した薬理作用の結果、一気に現実の苦痛から解放されるだけでなく、このコンディションなら「仕事がもっと上手くやれる」「こんなに楽に過ごせる薬があったのか」という考え方となり、次は違う考え方に変えてみようという結果にならず、これまでの行動をブーストするような状態へと移行します。治療が、やり直すためのきっかけにならず、よくないことを継続・助長させるための原動力となってしまうのです。処方薬依存ケースの大半はこのような心理的な動きがあって発現してしまうと考えられます。すべての処方薬依存がこうしたパターンで発生するとはいいませんが、ある程度の高い確率であることは確かですから、まず初診時の当事者が医療に求める内容を把握することによって、依存症ハイリスク者であるか否かを判断できる可能性はあります。それは、ある一定のリスク者に処方薬依存を発現させることを抑えられる可能性もあるということです。

PLUS ONE

そもそもの「行き違い」からはじまる処方薬依存

医師が治療を行うことによって導こうとする“健康な状態”というゴールと、処方薬依存症の発生リスクのある人が治療によって期待する“よりよい状態”というゴールが違うことが、処方薬依存をつくり出してしまう最初の原因であると考えられます。

メンタル不調で医療機関を受診する人の多くは、自分の力では解決できない悩み事によるストレスや、さまざまな精神活動に起因する機能の低下による“苦痛や疲れ”の是正を求めて治療を受けます。処方薬依存のハイリスクケースでは、そもそも周りからみても、十分に活躍できてよい評価を受け、どちらかといえば世の中で上手くやっているように見え、ストレスや機能低下には無縁のようなタイプであるのに、上記の人と同様に“苦痛や疲れ”を訴えて受診するのです。これは思考や性質により、自己評価が低いため、客観的に上手くできているのに、強迫観念的に“もっとできなければだめだ”と感じたり、そのせいで焦燥がひどく、常に周りを気にして神経を研ぎ澄ませて、ミスをしない生活を送っていることによる“苦痛や疲れ”が生じたりする。さらにそのために集中力が欠けて、思いもよらない失敗などがきっかけで、初めて“自分ひとりの力ではどうにもならない”と苦渋の決断をして受診するのです。

この状態に対しての最適解は、思考のリセットと休息、そして今後も同じ思考で疲弊しないように考え方に柔軟性をもたせることができるように行う心理療法なのです。前項でも述べたように処方薬依存ハイリスク者は、普段は他人に相談するという行動を取らないタイプであるのにもかかわらず、助けを求める行動として受診しているのです。また前述のように all or nothing のような思考パターンですから、医療を受けると決めた時点で、深層心理的に能動的な方法による治療でなく、受動的な治療を受けると無意識に決めています。受動的な治療とは薬物療法のことですから、非薬物療法を勧めれば、意を決した受診の意味が見出せないため、治療契約は破綻します。

このような背景を知る由もない医師の立場からすれば、何とか不調から解放させたいという気持ちが生じ、結果的に薬剤を処方してしまいます。これが処方薬依存をつくり出す 2 番目の原因です。

服薬した薬剤が、副作用ばかりで期待外れであったならば、この時点で処方薬依存は成立しなくなりますが、服薬した薬剤が処方薬依存となりやすいとされる薬剤の場合、薬理効果は緊張を解き、二次的に集中力を高める結果となり、ドーピングのように意欲的となって、不調からの解放以上の“よい感覚”を覚えさせます。そもそもの治療に期待していた漠然とした内容が「これだった!」となってしまうのです。

処方薬依存となりやすいとされる薬剤であっても、処方薬依存にならないケースがあり、それは薬物療法が必要な異常興奮状態の是正として薬剤が処された場合です。一方、処方薬依存になるケースもあって、それは非薬物療法が推奨され、薬物療法は不要なケースに服薬をさせてしまった場合です。

PLUS ONE

処方薬依存は低覚醒状態を継続するための手段か

薬物依存症ハイリスク者の多くのケースは、幼少期に大人から虐待を受けています。そのため「人」は信じられないという思考が基盤となり、それが行動変化に表れやすいと考えられます。また、「物」や「事」に対するこだわりが強い傾向がみられるのは、それらは“裏切らない”という心理的安定を得られるからです。また、客観的に評価される人柄や特徴として、“責任感が強く、我慢強く一人で黙々と仕事をしている”と評されることが多いのですが、これも上記のような虐待を受けたことが影響していると考えられます。その結果、人が信用できないから相談もしないし、他人に邪魔されるぐらいならつらくても1人でやったほうがよいという心理が、意識せずに行動に出るのです。

しかしながら、人間という動物は、集団社会生活の中でずっと孤独に何かをやり続けることに困難を感じます。それを続けていくことはストレスであるため、いつかは張り詰めた気持ちが弾けるように制御を失い、“あの人がまさか……”というフレーズで表現されるような衝動行為に及びます。

依存性のある薬物（薬剤）に共通する作用は、「覚醒度」に対して変化を生じさせる作用です。理性や自分自身をがんじがらめにしているものから解放されるのに必要なことは、考えも及ばない状態になること、すなわち低覚醒状態でいることです。処方薬依存は低覚醒状態を継続するための格好の手段という見方もできます。

PLUS ONE

ハームリダクション（Harm Reduction）という考え方

薬物依存症における薬物は、当事者にとっても使用したくない、できることならやめてしまいたいがやめられないという存在です。そのような存在であるにもかかわらず、当事者の日常において薬物は、生活を何とか支障なく送っていくための唯一の方法であるかのような奇妙な存在という位置付けにあります。

医学的には、完全に使用しない（やめる）ことが健康を取り戻すための早道であるのは間違いないのですが、王道とはいえないのです。ある一定数は、「完全に使用をやめる」ことは容易でなく、薬物を使用しないことがもたらす不安と恐怖が続く“生き地獄”を味わうぐらいなら、生き続けることより死ぬことを選ぶというケースが少なくないのです（とくに強い離脱症状を経験したケースではその傾向が顕著です）。

健康を取り戻すことを目的に、薬物を「やめる」ことを意識した結果、逆に命を落とすというのは正に本末転倒です。このような悲しい結果となることを防ぐための１つの方法が、ハームリダクションです。

これを、医療者や支援者が、やめさせることは困難でサポートする側の負担ばかりが生じるため、完全にやめるという目標は諦めて上手に使用させることに方針を転換したと誤解をしている人が多くいます。一方、自助グループで長期間完全に使用をやめている人のなかには、最近の専門医療機関はけしからんと怒りを示す人もいます。

薬物の使用を最初から“厳禁”とするのでなく、“使用する必要はない”、“今使用する意味は?”とセルフチェックしながら、三歩進んで二歩下がるであっても、健全な方向に向かっていくことを見守ることがハームリダクションの考え方です。

PLUS ONE

すべての責任は処方した医師にあるのか?

医療機関に受診さえしなければ、処方薬を服用することもなかったし、処方薬依存にはならなかったはずだと医師に責任を求めるケースがあるようです。

では医療を受けなければどうなっていたか、またすべての医師が非薬物療法を選択した場合どうなっていたでしょう?　処方薬依存ハイリスク者の思考パターンと言動からすれば、医療の介入が全くなければ、さらなる不快が生じたり、受診しても処方されなければ期待外れからそれぞれ負のエネルギーが生じ、衝動行為が生じて不利益を被ったりします。もしくは、解消行為すなわち違った対象である薬物（アルコール、違法な薬物も含めた）や行為（ギャンブルやゲーム）を用いることで依存問題に発展するリスクは高いと予測されます。

これほど処方薬依存が問題となっている状況において現時点での医師が果たすべきは、注意配慮と非薬物療法への理解を深める丁寧な説明と確かな誘導に限られます。

すべての依存症（コントロール障害）は、高い視点で見れば「社会の病」であり、医療者だけが責任を負って解決できるような簡単な問題ではありません。公衆衛生問題として捉え、政策・福祉・医療がそれぞれの立場からの支援し、さらに一般の知識と当事者が属するコミュニティの意識の改革がなければ解決しない問題であり、責任は現代社会で生きるすべての人で負うべきものです。

第 3 章

「抗うつ薬」がわかる

「抗うつ薬」とは
「うつ」の症状を緩和する薬剤。
「うつ」は「抗うつ薬」だけでは
完全に改善させることは困難である。
さまざまな「うつ」を診る時代、
非薬物療法の知識も欠かせない。

1 「うつ」への対症療法に使用される「抗うつ薬」

「うつ」とは?

「元気が出ない」「気分が落ち込む」「やる気が出ない」「食欲がない」など、“調子が悪い”、“普段と調子が違う”と感じることは誰にでもあることです。このような不調に関する語句をインターネットで検索してみると「うつの初期症状の可能性があります」という情報が多くヒットします。これまでに、不調をあまり体験したことがない人ほど、この情報に触れた途端に自分を「うつ」だと確信してしまう傾向にあります。精神科や心療内科の受診者数増加の一因はここにあるのです。

人間には自然治癒力が備わっていて、「軽いうつ」に相当する症状があったとしても、数日すると自然に解消されることがほとんどです。では医療の対象となる「うつ」とはどのようなものなのでしょうか。

健康な状態でも、**さまざまなライフイベントに相応した気分の変化、つまり「波」は生じるのが自然であって、病気ではありません。この波の振れ幅が大きくなり過ぎて、自然に戻ることができない状態が、医療の対象となる「うつ」です**。その特徴は、①憂うつな気分、興味や意欲の喪失などの症状が基盤にあり、さらに生活に何らかの支障が生じていること、②それらに起因しているとわかるいくつかの症状がみられること、③またそれらの症状は、強弱はあっても一日中持続して途切れることなく2週間以上存在し、悪化または悪化がなくとも改善はみられないこと、です。

「うつ」に現れる身体症状と精神症状

「うつ」といえば、精神的な不調症状は連想されるのですが、実際の症状は多彩であり精神症状だけでなく身体症状も現れます。身体症状が先行して現れる「うつ」も少なくないため、治療が遅れることが多く注意が必要です。身体症状だけが目立って精神症状がマスクされてしまう病態を「仮面うつ（病）」ともいいます。

身体と精神それぞれの代表的な症状を表 3-1 に記します。

表 3-1 「うつ」の症状

「うつ」の身体症状	「うつ」の精神症状
消化器症状	気分の異常
食欲減退	抑うつ気分
味覚異常	思考の異常
便秘	集中困難
生殖器障害	判断力・決断力低下
性欲減退	絶望感・劣等感
ED（勃起不全）	意欲の異常
不感症	活動量低下
月経異常	感情表出の減少
全般症状	精気の欠如
易疲労感	睡眠障害
脱力感	入眠障害
無力感	熟眠困難
疼痛	早朝覚醒
心悸亢進	その他の症状
	不安感
	焦燥感

「うつ」の原因は未解明、薬による治療は対症療法

メンタルな不調は、脳の中で普段と違う何かが起きていることは容易に想像できるでしょう。数多くの脳科学の研究結果から、

メンタル不調の多くが、シナプス間の信号が外界からの刺激に対して強すぎたり弱すぎたりして不適切な信号伝達となることで引き起こされることがわかってきました。その信号伝達は、一般に脳内ホルモンといわれる神経伝達物質によって制御されていますから、信号伝達に問題が発生するということは、神経細胞から放出される神経伝達物質の量に異常が起きているということになります。

では、「うつ」ではどのような神経伝達物質の量が問題となって引き起こされているのでしょうか。

「うつ」が生じるときに関係する神経伝達物質は、主にセロトニン、ノルアドレナリン、ドーパミンの3つのモノアミンですが、トリガーとなるのはセロトニン量が減少することです。「うつ」では、どのモノアミン量も減ることはわかっているのですが、脳神経細胞においてそれらの産生や放出がどのような機序で、なぜ減少してしまうのかという、根本的な原因は未だ解明されていません。

ただ、シナプス間に放出されるセロトニンやノルアドレナリン、続いてドーパミンのそれぞれの放出量を増加させる（増加したように見せかける）作用をもつ薬剤が、「うつ」の症状を改善させることは確かめられています。

つまり、「うつ」の薬物療法は、「うつ」の原因を改善する根治療法ではなく、対症療法ということです。

「うつ」の症状に効果を示すまで

「抗うつ薬」というカテゴリーで、これまでに世界で開発された薬剤は、数十種類あります。**性質（薬理学的特性）は違っても、すべてに共通していえるのは、“特効薬のように急激な症状の改善をもたらすことはない”ということです。**では、服薬開始から効果発現（改善兆候）までのギャップ（遅延）が生じるのはどうしてでしょうか。

以下のような仮説で説明されており、それらが単一でなく、いくつか組み合わさっていると考えると、「うつ」の薬物療法中に生じるさまざまな変化を説明することができます。

1　薬理学的な作用機序によるギャップ

現在「うつ」の薬物療法に用いられる代表的な薬剤は、セロトニントランスポーターの機能阻害作用によってセロトニン量を再調整し、改善効果を示します。投薬量を増やすと用量依存的にセロトニントランスポーター機能が阻害されますが、減じていたセロトニン量が見かけ上の十分な増量（健常時に近い量まで）に転じて、薬理効果が出現する（阻害率が80％以上となる）までの用量に漸増するには時間を要します。なぜなら、抗うつ薬のほとんどは、安全性の観点から一度に高用量の投与は容認されていないため、前述の条件に達するまでの増量中には効果がほとんど認められず、ギャップが生じると考えられるためです。治療開始から効果発現までのギャップは、平均2〜3週間、長い場合は8週間前後となるという臨床の実際と合致します。

2　神経伝達物質受容体のレギュレーションの変化によるギャップ

神経伝達物質のシナプスへの放出量が減少に転じると、初期対応（反応）として受容体の数を増やすことで感受性を上昇させ、恒常性を取り戻そうとします（受容体のアップレギュレーション）。さらに神経伝達物質の量が健常時より減じた状態が継続すると、この防御反応を超えて「うつ」へと発展します。SSRIやSNRIなどの選択性の高い抗うつ薬（p.77）で薬物療法が開始されると、シナプス間隙の神経伝達物質量は、速やかに増加へと転じますがその量は十分ではありません。このため、間隙内の量に対する受容体数の不均衡が生じます。この受容体数が増加した状態のまま神経伝達物質の量が上方変動状態となるため、一時的に「うつ」

の症状以外の不調な症状が生じることになります。これが薬物療法によって治療効果よりも副作用が先行する原因であると説明されています。その後、受容体数はその個体の健常時の数にまで減じます（是正のためのダウンレギュレーション）。このようにバランスがとれるまでの時間がギャップとなるという考え方です。

臨床経験から**「うつ」は、症状が少なく、程度が軽度なうち、すなわち病初期から治療を開始すれば早く回復し、遅れて開始すると治療期間が長くなり、薬剤への反応が遅いとされますが**、それもこの考え方で説明することができます。

3　知覚回復までのギャップ

薬物療法の効果を評価する際、治療者の見立てと当事者の実感との間には必ずギャップがあります。薬剤の選択が合っていれば、平均 2〜3 週間で客観的には変化を確認でき、治療者は「症状が改善してきた」と評価しますが、当事者がよくなっていると感じないまでも「最悪からは脱した」と効果を実感するのには、平均 4〜6 週間かかります。

この差は治療に少なからず影響を与えます。症状が重いケースでは、この数週間は治療を開始しても一向に効果が感じられないつらく長い時間であり、「もうよくならないかもしれない」と悲観して治療を自己中断してしまい、さらに病状を悪化させてしまうリスクがあるからです。行動するエネルギーがなかった状態から少し改善した状態に移行し、その際に悲観的な考えが強まると、最悪な結果を招きます。ですから、**「うつ」の薬物療法を開始する際には、効果を実感するようになるまでには時間がかかることを必ず伝えます。**

そもそも、このようなギャップはどうして生じてしまうのでしょうか。

「うつ」では認知機能低下が生じており、変化を感知することや客観的に評価することが難しくなっています。ですから、認知機能が回復してからでないと自身の病状の比較が正しくできないため、“少しはよくなっている”という実感が湧かないのです。

多くの場合、治療者と当事者が共に「症状が軽快してきている」と意見が一致するようになるには、平均6〜8週間かかります。この時点で、健康な状態の70〜80%まで回復していることが多いのですが、負荷がかかると病状は容易に後戻りするため、さらに数か月（回復の早い人でも平均1〜2か月、遅い人では4か月）の間、投与している抗うつ薬の用量を維持量として薬物療法を継続します。また、症状が軽快すると当事者が勝手に減量や中止することがあります。これらは後で説明する「中止後発現症状（中断症候群）」という症状を発現させることがあるため、**自己判断で薬の減量や中止は厳禁であること、服用を中止するには、ゆっくりと時間をかけ、少しずつ減量する治療計画を立てる必要があることを説明して予防に努めます。**

「うつ」の治療薬：薬理特性（作用機序）による分類

「うつ」改善の効果と神経伝達物質の関係がわかっていなかった時代に開発された薬剤は、化学構造式の見た目で「三環系」「四環系」に分類され、旧世代抗うつ薬と呼ばれます。

これに対し、神経伝達物質の機能が解明され始めてから創薬された薬剤は、その薬理作用によって分類され、「SSRI（Selective Serotonin Reuptake Inhibitor：選択的セロトニン再取り込み阻害薬）」「SNRI（Selective Serotonin and Noradrenaline Reuptake Inhibitor：選択的セロトニン・ノルアドレナリン再取り込み阻害薬）」「NaSSA（Noradrenergic and Specific Serotonergic Antidepressant：ノルアドレナリン作動性・特異的セロトニン作動性抗うつ薬）」と分類され、新世代抗うつ薬と呼ばれています（表3-2）。

表 3-2　保険診療で処方される抗うつ薬の分類

三環系
　＊イミプラミン（イミドール®、トフラニール®）
　＊クロミプラミン（アナフラニール®）など
四環系
　＊マプロチリン（ルジオミール®）
　＊ミアンセリン（テトラミド®）
　＊セチプチリン（テシプール®）など
SSRI
　＊フルボキサミン（デプロメール®、ルボックス®）
　＊パロキセチン（パキシル®）
　＊セルトラリン（ジェイゾロフト®）
　＊エスシタロプラム（レクサプロ®）
SNRI
　＊ミルナシプラン（トレドミン®）
　＊デュロキセチン（サインバルタ®）
　＊ベンラファキシン（イフェクサー®）
NaSSA
　＊ミルタザピン（レメロン®、リフレックス®）

（　）内は先発薬剤商品名
※三環系、四環系抗うつ薬については、現在も比較的よく処方される薬剤を記載

旧世代抗うつ薬は不要？

「うつ」を改善する効果のある薬剤を「抗うつ薬」とし、その抗うつ薬として日本で初めて承認されたのがイミプラミンです(1959 年)。それから 1980 年代までの抗うつ薬の開発は、化学構造が似ているものを多種合成し、抗うつ効果が認められることが重要で、薬剤には副作用はあって当然という、今では考えられない基準で治療薬承認がされていました。ですから、旧世代薬は、効果は高くても副作用が強いものが多いのです。**「うつ」を改善させるという力という点では、世代による大差はありません。**大

きな違いは、副作用＝「その他のうつに関係がない神経伝達物質に関わる神経系への影響の大きさ」です。

神経伝達物質による伝達の調節に関連した部分への薬剤の結合しやすさを、「親和性」といい、それが特定の部分だけに高く、その他の神経伝達物質に関連した部分には低いという特性を「選択性」といいます。旧世代抗うつ薬は、新世代薬のように薬理作用の選択性が低いだけで、神経伝達物質関連の親和性としては、比較的強いノルアドレナリン再取り込み阻害作用とセロトニンに対して弱い再取り込み阻害作用があることから、SNRIに相当と考えることができます。

新世代抗うつ薬は、この「選択性」を高めたことによって、「うつ」の発現とは関係が少ない神経系への影響を低減し、副作用や毒性を大きく軽減した点が特徴なのです。

「うつ」の治療が「不快」の治療であるのに、好ましくない作用、つまり副作用が生じては、本末転倒となるので、できるかぎり避けたいことは想像できるでしょう。副作用が少ないことは、治療を中途で断念せずに継続しやすいという点からも重要な要素です。

では三環系や四環系抗うつ薬などの旧世代薬は、もう不要な存在なのでしょうか。

確かに、旧世代薬は副作用が目立ちますが、新世代薬では効果不十分で、旧世代で改善したというケースが存在します。「うつ」はセロトニンの減少がトリガーとなることは間違いありませんが、高度な「うつ」や個体によっては、さまざまな神経伝達物質のレギュレーションが変化した複合因で形成されている「うつ」があります。そのようなケースでは、有利であるはずの“選択性”が逆に不利となってしまうのです。

また、旧世代薬の抗うつ効果は、新世代薬に比べて効果発現が早いといった研究結果や、難治例、重症例には旧世代薬を用いたほうが治療効果は高いと評価する研究結果があることから、決して役目を終えた薬剤ということはないのです。

旧世代薬特有の欠点

旧世代薬は、選択性がないゆえに“うつに直接関係がない神経ネットワーク”へも影響をもたらします。なかでも、アセチルコリンという神経伝達物質に関わるコリン系神経への影響が、近年問題視されてきています。旧世代薬の抗コリン作用は副作用として認知機能障害を引き起こすことが知られており、全世代で起き得ることですが、とくに老齢期に用いると認知機能障害が顕著に現れることが少なくありません。

「うつ」の治療後に生じた副作用としての認知機能障害を認めた際、高齢であることから認知症の初期との混合状態だったと取り違えて、認知症の治療が開始されてしまうこともあるため、十分な観察と注意が必要です。

PLUS ONE

「うつ」に治療効果を示すその他の薬

①モノアミン酸化酵素阻害薬（MAOI）

アドレナリン、ノルアドレナリン、ドーパミン、セロトニン、ヒスタミンをモノアミン神経伝達物質（1つのアミノ基をもつ構造）と呼びます。これらのモノアミン神経伝達物質は神経細胞内で合成され、軸索を通じて輸送され、前シナプスの小胞に蓄えられます。刺激によりシナプスが興奮すると、そのモノアミン神経伝達物質は、①シナプス間隙に放出、②受容体に結合、③受容体から解離、④再取り込みされるサイクルに乗るものと、一部は酸化酵素で分解され、役目を終えるものに分かれます。前者のサイクルに乗らなかった神経伝達物質が分解されるのを阻害することで、「うつ」状態では放出量が少なくなっているアドレナリンやセロトニン量を増やそうとするのがモノアミン酸化酵素阻害薬（MAOI）です。しかしMAOIは、その副作用と併用できない薬の多さや、服用中に食べると血圧が上昇し脳卒中を起こす危険性のある食品があるなど、処方するうえで制約が多いことから、副作用の少ないSSRIやSNRIが使用できる現在では有用性が高い薬剤ではありません。ちなみに日本で処方可能なMAOIはセレギリン（エフピー®）で、米国では他の治療薬やECT（電気けいれん療法）でも改善が認められない難治「うつ」の治療に用いられますが、日本での認可承認はパーキンソン病治療のみとなりますので、MAOIが「うつ」の選択肢となることはありません。

②スルピリド（ドグマチール®）

スルピリドは、ドーパミン受容体に対しての阻害作用をもつ薬剤ですが、低～中用量ではドーパミンD_2受容体に、高用量ではD_2受容体、D_3受容体に阻害作用を示す、用量によって動態が変化する薬剤です。

スルピリドはもともと消化管の潰瘍治療薬として開発されました。潰瘍がよくなると食欲が出るのは当然であるからと説明されていたのですが、それだけでは説明できないほどに元気になるケースがあることから、「うつ」の症状に対する効果が検証されたといわれています。

潰瘍が発症する起点（ただし、ピロリ菌との関連は除きます）として、精神的ストレスの存在があります。ストレスを感じると視床下部交感神経が興奮し、そのストレスが長期間継続すると、交感神経刺激による胃や十二指腸の栄養血管が継続的に収縮します。血管収縮による血流障害を起こした胃や十二指腸の粘膜では、消化液から自己防御する粘液物質の産生能が低下します。その結果、潰瘍粘膜下の細胞は消化されて潰瘍が形成されます。

スルピリドは、この交感神経の興奮を抑えることで、消化器の局所低血流が改善され潰瘍を改善させると考えられています。その効果があるのは、低用量（1日量およそ150 mgまで）です。中用量（1日量およそ300 mgまで）では「うつ」の症状に効果を示し、高用量（1日量300～600 mgまでで、最高1200 mg）では精神病症状に効果を示すという用量によって異なった特性をもつ薬剤です（海外では「うつ」の治療に用いられることはほとんどなく、英国では高用量で精神病症状の治療に用いられますが、米国ではあまり処方されない薬剤です）。

日本では上部消化管潰瘍の治療、意欲とくに食欲の低下があってストレス性潰瘍の既往がある場合に処方されるケースが多いでしょう。

薬理特性は、冒頭に記した通りですが、前頭葉におけるドーパミンD_2受容体とD_3受容体それぞれの分布は、高齢になると減少することがわかっており、低用量の使用でも高用量と同じ動態となってしまうため、ドーパミンD_2受容体遮断作用が優位となって、副作用が著しく生じます。中高年までの年齢層では副作用として生じる高プロラクチン血症による身体の変化が自覚されるために、何らかの訴えにより投与量の見直しを検討することができますが、高齢者では受容体の分布減少により過剰阻害に気づきが遅れてしまう傾向にあります。ドーパミン D_2 受容体の相対的な過度遮断は、薬剤起因の二次性陰性症状と同様の認知機能の低下を引き起こします。三環・四環系などの旧世代薬に認められる抗コリン作用がスルピリドにはほとんどないにもかかわらず、認知機能の障害を引き起こす可能性があるため、高齢者に対してスルピリドの使用は推奨できません。

PLUS ONE

SSRI、SNRI の薬理学的作用機序

多くの精神症状の発現には、脳神経細胞間の刺激伝達に用いられる神経伝達物質の量の変化が関与していることが知られています。そして「うつ」の症状の発現には、セロトニン、ノルアドレナリン、ドーパミンの 3 つが関与しており、それらの神経系のうち、精神活動に強く関わっている部位の神経細胞終末で放出量が減少した結果、「うつ」の症状が引き起こされているということがわかっています。ですからこれらの神経伝達物質がシナプス間隙に増える（平常時の量に戻る）ことができれば、症状は回復します。

では、SSRI と SNRI はどのようにしてセロトニンやノルアドレナリンの量を増やしているのでしょう。図 3-1 に示していることを説明します。

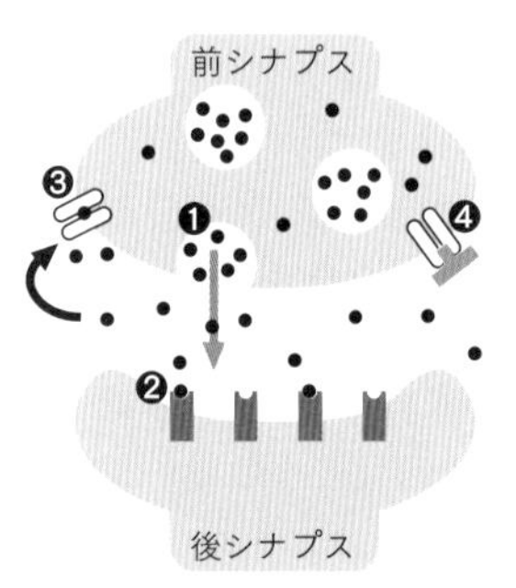

● 神経伝達物質　受容体
トランスポーター　再取り込み阻害薬

❶神経細胞の興奮によって、神経終末に貯蔵されていたノルアドレナリンやセロトニンなどの神経伝達物質がシナプス間隙に放出されます。

❷一部の神経伝達物質は隣接する神経細胞の後シナプスにある受容体に結合します。

❸一部は前シナプスの神経終末に存在するトランスポーターから再び神経終末内に取り込まれ再利用されます。

❹抗うつ薬がトランスポーターに結合して、再取り込みを阻害します。これによって、シナプス間隙の神経伝達物質の濃度が一時的に上昇します。

図 3-1　SSRI と SNRI の作用機序

❶神経終末（前シナプス）の小胞内に貯蔵されている神経伝達物質（ノルアドレナリンやセロトニン）は、信号の伝達を受けることによって小胞がシナプス間隙側に移動し、細胞膜と融合することでシナプス間隙内に放出されます。❷放出された神経伝達物質が後シナプスの神経細胞の表面にある受容体に結合すると、活動電位を発生させ、信号を次の神経系に伝えます。

活動電位が発生すると受容体は一部の構造が変化することで、神経伝達物質との結合を解きます。再度シナプス間隙に戻された神経伝達物質や、放出されたものの受容体に結合しなかった神経伝達物質は分解されるか、❸前シナプスに存在する神経伝達物質トランスポーターによって再び取り込まれ、小胞に組み込まれて再利用されます。SSRI や SNRI は、この❸を阻害する薬剤です。❹薬剤はこのトランスポーターに結合することによって、シナプス間隙にある再取り込みを阻害します。これによって、シナプス間隙に放出された神経伝達物質が減少していても、再取り込みされないことによって間隙に滞在する時間が長くなり、見かけ上の神経伝達物質の濃度は上昇します。

このように、何らかの理由で減ってしまったノルアドレナリンやセロトニンを直接増加に転じさせることはできなくても、SSRI や SNRI によって、再取り込み機構を阻害することで相対的に神経伝達物質量を是正し、その結果として「うつ」を改善させるのです。

PLUS ONE

NaSSA の薬理学的作用機序

NaSSA はノルアドレナリン作動性と特異的セロトニン作動性の 2 つの作用で、「うつ」を改善するという薬剤とされています。ではどのような薬理作用を示すのでしょうか？　図 3-2 について説明していきます。

神経細胞はシナプス間隙に神経伝達物質を放出（遊離）しますが、その神経伝達物質の放出をどの程度で停止するかの制御を担う受容体を有しています。多くの神経細胞では、自己受容体という放出した神経伝達物質と同じ物質に対する受容体が同じ神経終末の表面にあることで、その受容体にまで結合が及ぶ（十分な量が放出した）ことで抑制がかかり放出は終了します。

「うつ」の症状と密接に関係する生理機能を司る神経系は、ノルアドレナリン神経系とセロトニン神経系で、それらの投射部位の物理的位置

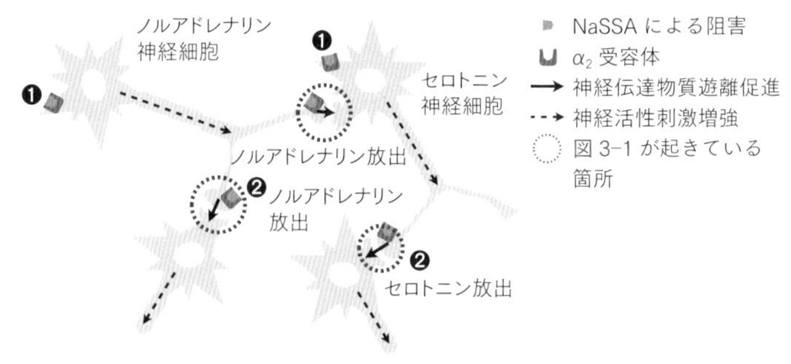

図はノルアドレナリン神経細胞やセロトニン神経細胞を表しています。そこでは α_2 受容体が、シナプス間に放出されるノルアドレナリンとセロトニン量を制御し、ブレーキをかける役割を担っています。

❶NaSSA は α_2 受容体に対して高い親和性をもっています。NaSSA がノルアドレナリン神経細胞の α_2 受容体をブロックすると、神経活性刺激が増強され、ノルアドレナリンの遊離が促進されます。同様に NaSSA がセロトニン神経細胞の α_2 受容体をブロックすれば、セロトニンの遊離が促進されます。この薬理学的作用を“作動性”と呼んでいます。

❷増えた神経伝達物質が隣接する神経細胞の後シナプスにある受容体に結合することで、隣接する神経細胞は活性化され、おのおのが神経伝達物質の放出を促進するという連鎖が起こります。

図 3-2　NaSSA の作用機序

関係からも密接に絡み合っていることがわかります。この「うつ」の発現に関わる神経系としてのノルアドレナリン神経系の自己受容体はノルアドレナリンそのものである α_2 受容体、セロトニン神経系の自己受容体は、セロトニン 1B 受容体だけでなく、ノルアドレナリンが作用する同じ α_2 受容体の 2 つの機構で制御されています（同種の神経伝達物質の制御でない部分の自己受容体はヘテロ受容体と呼ばれます）。

❶ NaSSA は α_2 受容体に対して高い親和性をもっています。このためノルアドレナリンとセロトニンの放出量を制御している自己受容体に結合し、放出の中止を阻害するため、放出量はともに増加します。❷その作用によって増えたノルアドレナリンやセロトニンは、隣接する神経細胞を連鎖的に活性化させることになり、さまざまな神経系を活発させます。これが NaSSA の「うつ」症状を改善させる作用機序と考えられています。

また、NaSSA には、セロトニン受容体のうち、$5HT_{2A}$、$5HT_{2C}$、$5HT_3$ の受容体拮抗作用があります。セロトニンが増量され、シナプス間隙に NaSSA が存在すると、この 3 つの受容体はブロックされ、$5HT_1$ 受容体のみが刺激されることになります。$5HT_{1A}$ 受容体が刺激されると、「うつ」の症状にも認められる不安や緊張が緩和され、$5HT_3$ 受容体が阻害されると、その下位支配神経系である興奮を抑制しているGABA神経系も抑制を解くことで神経抑制がなくなり、関連する神経系（一部のドーパミン神経系も）活性化させることで、「うつ」の改善に寄与していると考えられています（※NaSSAには、$5HT_2$受容体系を阻害しているものの、最近の研究では、難治性うつ病に対して$5HT_{2A}$受容体を刺激することで改善効果が得られるという研究報告があり、NaSSAが$5HT_2$受容体系を阻害していることが、「うつ」の治療にどのような影響を与えているかよくわかっていません）。

❷ 「うつ」の治療薬の副作用

薬の主作用と副作用は必ずセットで、主作用だけをもつ都合のよい薬剤は存在しません。「うつ」の治療薬の副作用とは具体的にどのようなものでしょうか。

薬剤分類ごとに添付文書に記載されている代表的かつ臨床上重要な副作用を以下に示します。

三環系、四環系抗うつ薬の副作用——抗コリン作用による副作用は服薬直後から現れる

旧世代の三環系、四環系抗うつ薬は、神経伝達物質に関係する受容体や酵素に対する親和性の選択性が低いため、「うつ」の症状には直接関係のない神経伝達物質に関わる神経系に影響します。その影響のうち「抗コリン作用」は、服用した人の多くに、また比較的強く現れ、不快で生活に支障が生じる副作用です。口渇、立ちくらみ、めまい、かすみ目、頻脈、便秘、排尿困難、低血圧、眠気など（図3-3）。これらの症状が重い場合には、自己判断で服薬を中止するなど忍容性を低下させます。

この副作用の症状自体問題ですが、一番の問題は発現の時期です。**主作用である「うつ」の改善効果が発現するには、数週間以上を要するにもかかわらず、副作用は服薬してすぐに現れる**からです。また、抗コリン作用は、認知機能障害を引き起こすことがあり、「うつ」の症状としての認知機能の低下がさらに悪化し認識の歪みが生じて、微小妄想（罪業妄想や心気妄想など）の発現を

●コリン(ムスカリン)関連

口渇、便秘、排尿困難、
かすみ目、複視

●ヒスタミン関連

過鎮静、体重増加

●アドレナリン関連

眠気、めまい、ふらつき、
低血圧(立ちくらみ)、頻脈

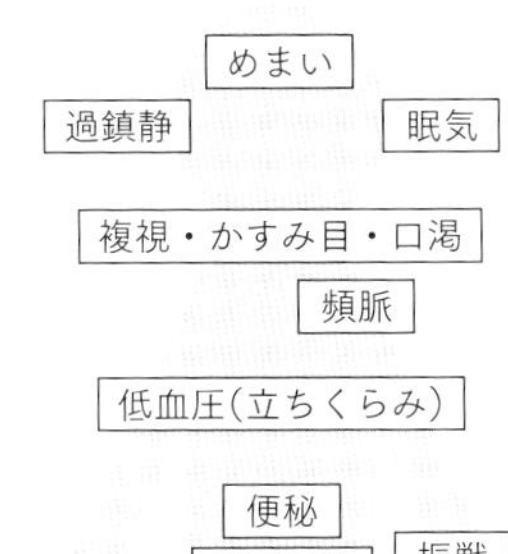

図 3-3　三環系、四環系抗うつ薬の副作用

助長させてしまい、最悪の場合には治療が中断されてしまいます。

また、頻度は高くないのですが、重篤な副作用としての毒性についても少し触れておきます。三環系抗うつ薬の多くは、ナトリウムチャネル阻害作用をもっています。心臓や脳の細胞に対してその阻害が起きると、電解質バランスが変化し、正常な細胞活動機能が障害され、不整脈やてんかん発作のようなけいれんを引き起こします。これを細胞毒性といいます。このような有害な特性のため、大量服薬すると生命の危機に瀕します。「うつ」の治療薬でありながら、自殺の手段に使われてしまうこともあるのです。

SSRI の副作用 ── 消化器症状が特徴

セロトニン神経系の主な役割は、生理機能の調節です。中枢では気分の調節、末梢では腸管の運動調節が大きな役割です。セロトニンが最初に発見されたのは腸管からで、エンテラミンと命名されていましたが、のちに中枢神経系から発見されたセロトニンと同じ物質であることがわかりました。また、体内全体のセロトニン量の90％以上は腸管にあり、脳内のセロトニン量は体内全体のたった数％しか存在しません（その中枢にある少量のセロトニン量が少し減じただけで、人を自殺に追いやることがあるのです）。分布範囲の大きさもそうですが、腸管は薬剤の吸収に最初に関わる部位であることから、最初の薬剤の作用が腸管の運動を制御しているセロトニン神経系に生じるのは当然です。

「うつ」の初期症状の食欲の低下が生じる原因の1つには、セロトニンの減少による腸管運動の低下も関わっています。

SSRIによって腸管に分布するセロトニン神経系のセロトニン量のバランスが崩れたことによって、吐き気、食欲不振、口渇、便秘、下痢、眠気、めまい、頭痛などの副作用が発現します（図3-4）。これら消化器症状は、ほとんどの抗うつ薬に出現する副作用なのですが、SSRIやSNRIなどの選択性が高い薬剤では、その他の副作用が格段に軽減されている分、「消化器症状」が目立って感じられるのです。この「消化器症状」は服用し始めて数

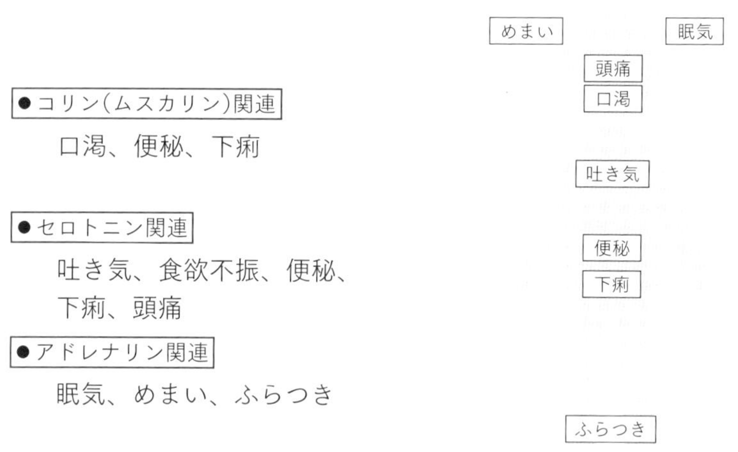

図3-4　SSRI、SNRI、NaSSAの副作用

日以内に現れ、10日～2週間程度で治まることが多く、症状がひどい場合でも制吐薬を用いることで対処できることがほとんどです。2週間程度で治まる機序を説明する仮説があります。

脳内のセロトニン量が減じる原因は未だに解明されていませんが、減じたことで「うつ」が引き起こされます。セロトニンの合成が脳内だけで減るということはなく、消化器のセロトニン機構にも同様な変化が生じ、腸管の運動量が少し減じる状態が生じていると考えられます。腸管運動にも支障が生じれば、さまざまな栄養素の吸収低下は否めず、セロトニン合成に必要な必須アミノ酸であるトリプトファンの吸収量も減じます。これが「うつ」をさらに悪化させる1つの要因と考えられます。

先にも示しましたが、薬剤は腸粘膜で吸収され、近傍のセロトニン神経系に直接作用するため、セロトニンの量が増量する働きのSSRIの効果は、腸管のセロトニン神経系には一時的にセロトニン量過剰状態をもたらします。その変化（増加）したセロトニンの量に呼応し、新しいレギュレーションを築く期間がおよそ2週間かかるため、副作用として発現した消化器症状が消失するのに10日から2週間かかるという説明です。現時点でこれを否定する知見は見あたりませんし、理解するにもこれで十分でしょう。

SNRIの副作用――SSRI同様、消化器症状が特徴だが

SNRIの特性は、SSRIの作用にノルアドレナリン神経系への作用が加わったと考えれば、SSRIの副作用とほぼ同じ、吐き気、食欲不振、口渇、便秘、下痢、めまい、頭痛、があることは自明です（消化器症状はSSRIの服用開始時の程度と比較すると軽いといわれています）。

ただ、SSRIと大きく異なる点として、ノルアドレナリンの作用が過剰に生じる副作用があります。「うつ」状態では、ノルアドレナリンが減じているのですから、振戦や立ちくらみは起きや

すい状態となっており、SNRI の投与によってノルアドレナリン量が変動するため症状は悪化します。また、アドレナリン神経系は、末梢の括約筋を支配しているため、SNRI の作用によって急激に末梢のノルアドレナリン量が上昇すると、アドレナリン α_1 受容体をノルアドレナリンが活性化させ、血管や尿道の括約筋を過剰に収縮させて血圧は上昇し、それに付随して頻脈が生じ動悸へと発展、尿道括約筋は異常収縮して尿を排出できなくなり、排尿困難から尿閉へと副作用が現れるのです。これらの副作用は SNRI の投与初期に初めて発現するだけでなく、増量によっても発現します。

NaSSA の副作用 ── 傾眠、口渇、倦怠感が特徴

NaSSA の副作用もセロトニンとノルアドレナリン量の変化が原因で生じるため、SSRI や SNRI と共通した副作用として消化器症状がみられますが、嘔吐や嘔気は少なく便秘がよくみられます。**NaSSA に特筆すべき副作用は、眠気（傾眠）です。**眠気の症状出現に付随して多くのケースで見られるのが、過食傾向です。これは低覚醒状態では、さまざまな抑制が利かなくなるためです。NaSSA での治療中の体重増加は眠気が原因と考えられます。また、この眠気とは真逆の副作用として、動悸による睡眠（入眠）障害と薬の減量期の熟眠障害があります。改善傾向にさしかかると、ノルアドレナリン神経系が必要以上に活性（興奮）することが原因と考えられます。

その他に、口渇がありますが、これは強く現れるときには、三環系抗うつ薬と同程度で生活に支障をきたすことも少なくありません。また、トラゾドンのように倦怠感も伴うことがあります。NaSSA を服用する時間帯を夕刻から就眠までにすることで、傾眠という副作用とこの倦怠感を上手く利用し、「うつ」の症状に伴う不眠（睡眠の異常）も改善させることができます。

PLUS ONE

トラゾドン

トラゾドンの薬理学的作用機序から、セロトニンの再取り込みを阻害する作用とシナプス後膜に存在するセロトニン受容体のうち $5HT_2$ を遮断することによりセロトニン神経系機能低下を是正するSARI（セロトニン遮断/再取り込み阻害薬）とされています。米国では「うつ」の改善効果よりも、睡眠深度増強効果が強調されており、もっぱら睡眠障害治療に用いられています。日本では選択性の低いSNRIや「その他の」に分類されておりSARIと表記されていることはまれです。

「うつ」の治療薬を中止するときの注意点 ——"選択性の高さ"ゆえに生じる問題

新世代の抗うつ薬は、高い選択性を特徴にもつということは先に説明したとおりです。副作用の発現を抑えた点で評価は高いのですが、**この選択性ゆえに生じる問題もあります。それは、抗うつ薬を中止するときに生じる「中止後発現症状（中断症候群）」です。**

旧世代薬での治療中に、服用を急に中止したときに、「うつ」とは関連のない不快で多彩な症状が起こることはわかっていましたが、旧世代薬では、副作用が強く発現していることや神経伝達物質に対する影響が限定（選択）されていないため服用を中止しても、極端に一部の神経伝達物質だけの動態が変化することはないため、際立って自覚されることは少ないことから治療上重視されてきませんでした。

これに対して**選択性が高い新世代薬は、限られた一部の神経伝達物質だけに作用するため、服用を中止するとホメオスターシスが急激に崩れることになるため、その変化（症状）を強く感じ（自覚）やすいのです。**選択性が高ければ高いほど「中止後発現症状（中断症候群）」は著明となることから、SSRIはSNRIよりもさらに中止後発現症状（中断症候群）が著明に現れるため報告数も多いのです。

PLUS ONE

中止後発現症状（中断症候群）

中止後発現症状（中断症候群）は、書物によっては「離脱症状」や「離脱症候群」と記されているものもありますが、この表記は正しいとはいえません。なぜなら「離脱」の定義に照らし合わせると、「離脱症状」とは「依存性物質に対し身体および精神依存が形成された状態から、その依存性物質を中止ないし減量する際に出現する症状」だからです。セロトニンやノルアドレナリンは、生体に存在する物質であり、依存性物質とされる物質に該当しないため、薬理学の定義上は「中止後発現症状（中断症候群）」と表記するべきでしょう。

表 3–3 に示す症状は、4 週間以上の継続投与後、急激に減量ないし中止すると、多くのケースで 2 日以内に発現します（5 日目以後に発現することは非常にまれといわれています）。中止後発現症状（中断症候群）は、抗うつ薬が血中にある状態のセロトニン系神経のバランスが急激に変化することによって引き起こされると考えられていますが、発現のメカニズムは解明されていません。この症状の発現を防ぐための対策は、ゆっくり時間をかけて抗うつ薬の量を減らすことです。

過去の研究では中止後発現症状（中断症候群）は、抗うつ薬を長期に服用または、高用量を服用していると発現しやすいと報告されていました。しかしながら、筆者が行った研究では、次のような結果が出ました。

＊性別、年齢、用量、服用期間は、どれも発現に直接関わる因子ではない。

表 3–3　中止後発現症状（中断症候群）Discontinuation syndrome

◆発現時期

服薬を中止して 2、3 日後

◆症状

頭痛、発熱、鼻汁、筋肉痛、寒気（これらをインフルエンザ様症状と呼ぶことがあります）、めまい、悪心、ふらつき、腹痛、下痢、運動失調、振戦、異常感覚、かすみ目、複視など多彩

＊服用「初期」に何らかの副作用が出現した症例は、服用をやめるときに中止後発現症状（中断症候群）が発現しやすい。
＊一番の予防策は、ゆっくりと減量することである。

そこで筆者は、選択性の高い抗うつ薬を投与する際は、投与終了時の中止後発現症状（中断症候群）のことまでを考えて、「治療初期」の副作用の状況をよく確認するようにしています。なぜなら初期の副作用がひどい場合は、中止後発現症状（中断症候群）も重く出ることが予想されるからです。そこで、薬物治療を始めるとき、中止後発現症状（中断症候群）のことを説明し、了解を得たうえで、あえて副作用への予防的な処置（吐き気が出現することを予想してあらかじめ制吐薬を処方するなど）をしないようにしています。

PLUS ONE

SSRIによる中止後発現症状（中断症候群）を防ぐために

SSRIのなかでもパロキセチン（パキシル®）は、他の「うつ」の治療薬と比較して中止後発現症状（中断症候群）が多く報告されており、そのこともあってやめられない“依存性がある薬剤”といわれています。SSRIを中止する際に、中止後発現症状（中断症候群）を未然に防ぐ最大の対策は、たっぷりと時間をかけて、ゆっくりと減量していくことです。SSRIには錠剤しかないことが多いことから、減量のスピードを調整するには粉砕調剤が必要となるため、薬局（薬剤師）の協力が欠かせません。

SSRI、SNRIの使い分け

厚生労働省の研究班は、抗うつ薬の選択ガイドラインとして図3-5のようなアルゴリズムを提示しています。

ところが、このアルゴリズムの最初の選択の部分は、「SSRI/SNRI」としか記されていません。これですとやみくもに薬剤を試すことと大して変わりません。精神科専門外の医師が、「うつ」を治療しなければならない時代に、これでは逆に混乱をきたしかねません。

まず基本に立ち返ってみましょう。「うつ」の発生のトリガー

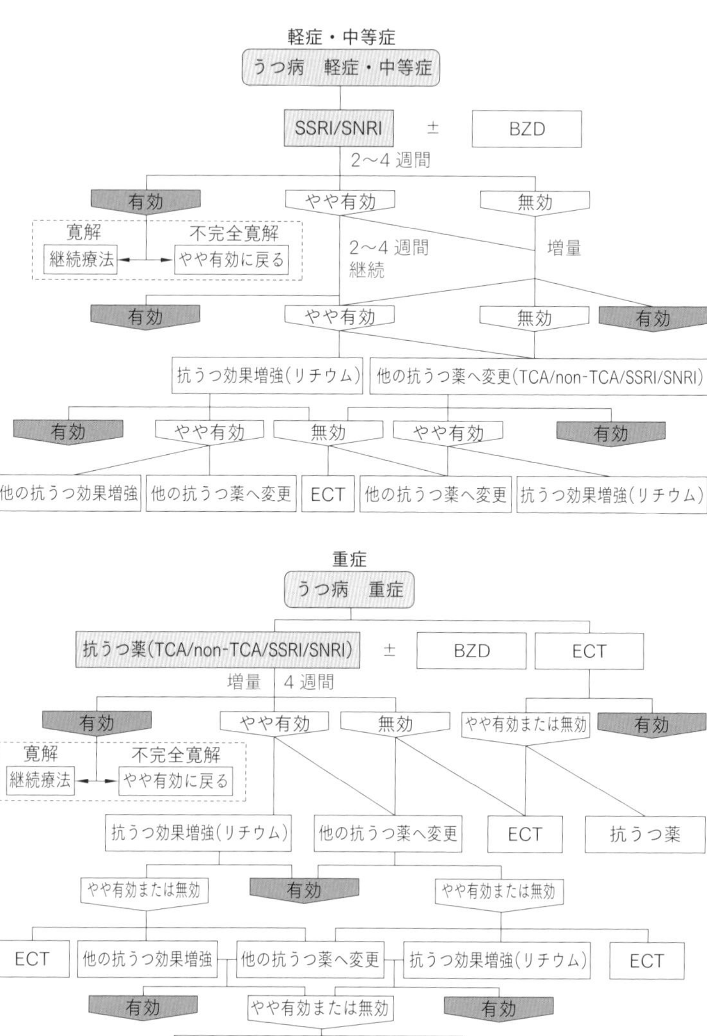

※厚生労働省「感情障害の薬物治療ガイドライン作成とその実証的研究」班編：気分障害の治療とアルゴリズム、じほう、2003 年より引用、一部改変。

図 3–5　うつの治療アルゴリズム（軽症・中等症、重症）

は、セロトニン神経系のレギュレーションの変化です。シナプス間隙のセロトニン量の減少はすべての「うつ」のベースです。つまり、**明確な症状が伴わない軽度な「うつ」の場合は、まずSSRIを選択することになります**。中等度以上の「うつ」の場合には、さまざまな症状が現れるため、それらがどの神経系が担う生理機能かを評価し、セロトニン神経系に限定した変化か、ノルアドレナリン神経系も巻き込んだ変化なのか、さらにもっと複雑にドーパミン神経系をも巻き込んだ変化なのかを症状から判別します。

第一選択薬をSSRIとするかSNRIとするかは、まず、セロトニンとノルアドレナリンが、どのような生理機能に関わっているかを知る必要があります。表3-4にセロトニンとノルアドレナリンがどのような生理的機能を担っているかをまとめてみました。

ただし、ここに示した機能は、精神活動とくに「うつ」に関連の深い生理機能を中心に取り上げていますので、実際にはもっと多くの生理機能が存在することはお断りしておきます。

表3-4　セロトニンとノルアドレナリンが司る生理機能の比較

	セロトニン	ノルアドレナリン
起始部	縫線核*	青斑核**
投射部位	大脳皮質、視床、視床下部、扁桃体、線条体	大脳皮質、視床、視床下部、扁桃体
関連する生理的機能	気分、認知、衝動、食欲、不安、性欲、自律神経	意欲、気力、活動、睡眠、不安、自律神経

*縫線核から発するセロトニン作動神経線維は、気分の制御、摂食行動、睡眠、性行動などの生命活動の根幹と深く関連した機能を調節する。その不調は、うつ、パニック、強迫、摂食などさまざまな精神症状に関わる。

**青斑核から発するノルアドレナリン作動神経線維は、身体の内外の環境変化を監視し、反応をどの順番で処理すればよいかという機能を司る。その不調は、呼吸困難、頻脈、冷汗、めまいなどの自律神経発作を惹起する。

セロトニンとノルアドレナリンの機能で、重複する部分（不安や自律神経の調節）と、そうでない部分があることに気づくでしょう。薬剤を選択するためのヒントがここにあります。「うつ」の症状で、特徴的な2つの症状は“抑うつ気分”と“意欲・気力減退”ですが、これらは、それぞれセロトニンとノルアドレナリンが担当している部分です。

“抑うつ気分”の症状が前面に出ている場合＝医学的な知識がなくても自然な感覚的に“うつっぽい”と表現するような状態においては、セロトニン神経系機能低下のみ、またはセロトニン神経系機能低下＞ノルアドレナリン神経系機能低下が背景にあると考えるのが妥当であるため「SSRI」を選択します。

それに対して、“意欲・気力減退”の症状が前面に出ている場合＝疲れていると感じるような状態では、セロトニン神経系とノルアドレナリン神経系はともに機能低下していて、その低下の程度がセロトニン神経系＜ノルアドレナリン神経系と判断し「SNRI」を選択します。

この表に示す症状のすべてがあり、さらに程度も同じ評価の場合には、さらに「不安」症状の内容について検討します。強迫的で被害的な内容（認知機能の障害）を伴う不安がある場合には「SSRI」を、衝動性を伴わない漠然とした不安の場合には「SNRI」を選択します（※衝動性が少しでも認められるときには、それを助長する可能性が高いためSNRIは厳禁です）。また、取り乱しやすさや余裕のなさがみられる場合は、調節機能低下と捉えて「SSRI」を、やる気のなさや億劫感が認められるときには「SNRI」を、といった具合に判断してSSRIかSNRI選択します。

「うつ」の病態の1つで、精神症状より身体症状が前面に立つ、いわゆる「仮面うつ（病）」といわれるケースには、「SNRI」を選択します。

全ての機能や活力が低下していて、精神疾患というより重篤な病気かもしれないと感じるような不調をきたしている場合は、セロトニン・ノルアドレナリン・ドーパミン神経系のすべての機能が低下していると考えられます。そのような場合にはNaSSAを選択します。

併用による効果増強

十分に用量を増加しても単剤では「うつ」改善の効果が不十分である場合に対し、SSRI＋SSRIやSNRI＋SNRIの同種の併用やSSRI＋SNRIの併用は、選択性という特性が活かせなくなるため意味がなく、推奨できません。しかしながら、SSRI＋NaSSAやSNRI＋NaSSAという組み合わせは、薬理学的作用機序から考えても、作用機序が違い作用の補強となるため併用は意味があると考えられています。実際に効果不十分のケースにおいて、前者のSSRI＋NaSSAの併用療法は「うつ」の改善効果を増強することが報告されています。

PLUS ONE

ボルチオキセチン（トリンテリックス®）
（S-RIM：Serotonin-Reuptake Inhibitor and Modulator）

現時点において日本で保険承認されている「うつ」の治療薬のなかでは、最も新しい薬剤です。想定される薬理特性は、セロトニン再取り込み阻害、シナプス前細胞のセロトニン受容体に対して$5HT_{1A}$受容体にはアゴニスト作用、$5HT_{1B}$受容体には部分アゴニスト作用、$5HT_{1D}$受容体にはアンタゴニスト作用を示すとされ、S-RIMといわれています。再取り込みを阻害することで、シナプス間隙のセロトニン量を相対的に増加させ、その増加によるフィードバックとしてセロトニン放出量を制御するシナプス（神経）前細胞の表面の自己受容体に結合して、機能をブロックして放出を継続させることで、シナプス間隙のセロトニン量の増加時間を長期化させることで次の神経細胞への信号伝達を改善させるというものです。SSRIの薬理効果を増強した作用の薬剤という印象です。

「うつ」の薬物療法の最大の留意点

「うつ」に効果がある治療薬、とくにセロトニン神経系の機能低下の改善作用のある薬剤で薬物療法を開始した直後や増量直後からおおむね2週間以内の短期間に、衝動性や攻撃性が急に生じる症候を、アクティベーションシンドロームや（セロトニン神経）賦活症候群といいます。この症状の対象が内向きの（自身に向いた）ときは自殺を惹起し、対象が外向きとなった場合は、攻撃性や易刺激性が高まり行動破綻が認められます。このようなケースでは、即薬剤を中止します。増量でアクティベーションシンドロームが生じた場合は、増量前の用量に戻して経過を観察することを推奨する意見がありますが、これは推奨できません。

アクティベーションシンドロームが発現する機序は明確ではありませんが、アクティベーションシンドロームの症状のなかには躁状態や不眠もあるため、そもそも「うつ」だけでなく「躁」も併せもつ双極性障害である可能性が高いからです。アクティベーションシンドロームが生じたケースには、双極性障害の治療に準拠した治療に変更することが推奨されます（第6章参照）。

③「うつ」の非薬物療法

非薬物療法による「うつ」の治療

「うつ」の薬物療法によるアプローチは、神経伝達物質量の変化を是正させる受動的な治療といえます。病初期や典型的な症状を示すケースには薬物療法が著効し、治療期間も短期間で1年以内に治療も終えることができます。しかしながら、現実では病初期に治療が開始されることは少なく、症状も中等度以上となってから治療が開始されるケースが多いので、年単位で薬物療法が継続され、それにもかかわらず完全寛解とならないケースが少なくありません。

そのような場合に必要な併用治療法や代替療法とされる非薬物療法があります。それは大きく分けて心理療法と理学療法です。それぞれの保険診療で認められている代表的な治療法を説明します。

1　心理療法

心理療法として治療に有効であるとされ、保険診療が認められているのは、精神療法、精神分析療法、認知行動療法です。これらすべてに共通することは、当事者がもつ自然治癒力を引き出し、レジリエンスを高めることにあります。

・精神療法

精神・心療内科で一般に「精神療法」といわれる心理療法は支持的精神療法であり、危機介入、対人関係の改善などメンタル不調に陥った原因となった問題への働きかけと、社会適応能力の向上を図るための指示、助言等を継続的に行う支援的な治療方法です。薬物療法や問題行動以外には、一切指示・助言は行わない支持療法です。

・精神分析療法

保険診療で認められている精神分析療法は、「標準型精神分析療法」ですが、「精神力動的精神療法」と混同して説明されていることがあります。正式な精神力動的精神療法では、施行時に観察者を意識せず、リラックスするために寝椅子を使って行うものです。医療保険内で行える診療ではありません。標準型精神分析療法は、催眠ではない安静下で、過去の体験について自由に語らせ、それに対する意見や評価をさせながら、その内容から意識下に抱えている葛藤や欲動を導き、それを客観視させることで、問題を自分自身で解決させることで洞察させる治療法です。

・認知行動療法

「生きづらさ」「社会生活で感じるストレス」は、事象に対する捉え方の偏り＝「認知の歪み」が原因で生じていることが多いのです。自分の過去の行動を客観的に評価し、過去の行動の不適切さが、思慮不足や杞憂によるものだったということを理解して、今後は行動に移す前にその客観的な評価を行ってから行動するということを繰り返し、その新しい認知を行動に反映させることを繰り返すことで、根源である情緒（情動）の生じ方が変化し、洞察が深まります。これが認知行動療法であり、奏功すれば、何も意識せず自然に行動できるようになるのです。

2　理学療法

・修正型電気けいれん療法（Modified-Electroconvulsive Therapy：m-ECT）

過去のEST（Electroshock Therapy）では、施術中の心停止を含む循環器系トラブル、呼吸停止、骨折、また施術後には頭痛、筋肉痛、嘔吐などのほか、記憶障害（施術前後の記憶の消失）などの問題があったことから、これらの問題の軽減と安全確保のために、現在では麻酔科医の身体管理のもと、麻酔薬と筋弛緩薬を用いて施術する修正型電気けいれん療法が、グローバルスタンダードなEST です。「うつ」の症状において、最も対応緊急性の高い自殺や著しい自傷行為などの危険性を回避する際に適応となります。過去の治療歴に ECT（EST）が奏功しているケースでは、生命の危機が迫っていなくとも、強い不安で取り乱しが強い状態にあれば、薬物療法より積極的に実施すべきという考え方もあります。

・反復経頭蓋磁気刺激療法（rTMS：repetitive Transcranial Magnetic Stimulation）

神経の軸索は電気信号を伝える電線と同じ役割をしますから、頭部に磁場を与えるとファラデーの法則に従い、神経伝達物質による興奮刺激信号がなくても電磁誘導による誘導電流が生まれます。その誘導電流により神経細胞は興奮し、活性が低下している神経系の活性を改善させるのが TMS です。

磁気刺激の強度を上げると神経細胞活動電位はオーバーシュートとなり電気的にリセットされ、その後整流化することができるため、原理的には電気けいれん療法と同じですが、電気けいれん療法が、全脳の神経細胞をオーバーシュートさせてしまうのに対し、TMS はその磁場を生じさせる方向と大きさを調整することで、限局して活性の低下部位に絞って活性を回復させることが可能です。ですから、麻酔も筋弛緩薬も不要ですし、意識がある状態で施術されます。

薬物療法による治療効果がなく、かつ“双極性障害でないことを鑑別されたうつ病”のケースのみが保険適応ですから、現状は「難治性うつ」の治療方法という位置付けにあります。

疾病に対する心理教育（治療を効果的にする説明）

脳科学の時代となり、精神疾患の病因の一部が解明され、多くの精神症状が生じるメカニズムは解明されつつあり、そのメカニズムを応用した薬剤で薬物療法が回復に貢献しています。そのような背景からも「こころの病」という曖昧な表現でなく、「脳の機能のトラブル」という考え方で説明します。また、精神症状も得体の知れないものではなく、自然科学の現象のような“現象”として扱うことで、現象であるからには何らかの原因や機序があるということを説明し、治療法（治療計画）を説明します。

近年の精神科・心療内科の受診者のうち、外来通院患者は、薬物療法だけで回復することは難しいケースが多い実状から、各種精神療法によるアプローチが必須となります。しかしながら、薬物療法は受動的な治療、精神療法は能動的治療であることからも受け入れがよくないことも少なくありません。

ですから、精神療法のような心理的アプローチをどう説明するかは重要な課題です。これまでに導入率が高かった説明としては、「精神疾患は、人間特有の病です。人間特有であるからこそ言語的コミュニケーションを用い、かつ共感的介入が治療効果を高めるのです」というものです。

服薬継続のための助言

1　治療初期の服薬についての助言

抗うつ薬にかぎらず治療薬には、副作用はつきものであることを説明してきました。さらに、抗うつ薬では作用よりも副作用が先に出るという知識も得たはずです。これを違った視点で解釈すれば、「抗うつ薬は副作用が先に出て作用があとから出てくるそうです。副作用が出ているなら主作用も出てくる証拠。ゆっくり待ちましょう」という言い方ができるでしょう。副作用が原因で服薬を継続するかどうか悩んでいる人は、少なくありませんので、自己判断で服薬を中止して、病状を悪化させないためには、有効な助言と考えます。

2　回復期の助言

症状が回復すると服薬を自己判断で急にやめるケースが少なくありません。そのときに起きる一番の問題が中止後発現症状（中断症候群）です。それを防止するためには、医師だけでなく関係者からも注意助言を行ってもらうことが重要です。「抗うつ薬は急に減らしたり中止すると副作用が出るそうなので、どんなに元気が戻ったと思っても、薬の量の調節は担当医とよく相談し、自分の判断で勝手に薬を減らしたり、やめないように」と、回復期にまわりから声をかけてもらうことは非常に有効だと思います。

PLUS ONE

サポートは回復期にこそ必要

回復期に一番注意しなければならないのは、意外にも自殺に対しての警戒と観察です。「うつ」における自殺の多くは、症状が重い極期ではなく、少し症状が改善してきた回復期に起こります。一般には極期に思い詰めることで起きると考えがちですが、そのときには自殺を企てる意欲も、行動するエネルギーさえも消失しているため事故は起きにくいのです。少し症状が回復すると、自己評価ができるようになります。ただ認知機能は完全に戻っていないため、“回復までには途方もない時間がかかる”という諦めや、“もう治らないかもしれない”という悲観が生じ、少し回復したエネルギーを衝動性へと転換して、ついには自傷行為や自殺行動を起こしてしまうのです。“これが自殺の兆候だ”といった典型的な行動を示すことできませんが、回復基調にあるときには、改善の変化であっても注意深く観察することが推奨されます。

PLUS ONE

超高齢社会における「うつ」の精査と治療

中高年から老齢期には、うつと認知症の双方の発症率が高まります。それらを鑑別するのは、精神科医でも難しいことはありますが、不可能ではありません。それゆえ、誤った診断はあってはならないのです。また、近年、マスメディアで「老年期のうつ」「認知症」をそれぞれ取り違え、誤った治療が行われた結果、生活の質を著しく低下させられたと訴え、医師に対して厳しい姿勢を問う内容が取り上げられていました。精査と適切な治療方針をもって治療に臨むことは、医療にとって当然のことですが、このような精神科医療の信頼を損なう事案が増えてきています。マスメディアからこうした情報発信があった後しばらくは、問題となるケースは一旦減じるのですが、自然とまた増加し、最近では増加が著しい印象です。

老齢期に精神不調が確認された場合、精神科を専門としない医師のなかには、十分な鑑別診断を行ったと思えない状態で、アルツハイマー型認知症と診断し、認知症の薬物療法を開始した後、「うつ」を伴う不安が顕著となって精神症状の訴えが増えると、それを周辺症状と判断し、ドーパミン D_2 受容体遮断作用のある薬剤を追加投与するケースが増えています。

次に多いのは、鑑別できないので「まず抗うつ薬を試しに処方してみる」というケースです。その際に使い慣れた抗コリン作用のあるスルピリド（ドグマチール®）を投与し、その抗コリン作用による認知機能の低下が出現すると、それを副作用ではなく、認知症も併発していると判断して、さらにさまざまな向精神薬が処方されていくというケースです。

超高齢社会において高齢者のメンタル不調は、精神科医だけで治療するには限界があります。精神科を専門としない医師も「うつ」と「認知症」の２つだけは鑑別するスキルを身に付け、すべての医師で高齢者のメンタルヘルスを維持サポートしていかなければなりません。

＊1 Black K, Shea C, Dursun S, et al.: Selective serotonin reuptake inhibitor discontinuation syndrome; Proposed diagnostic criteria, J Psychiatry Neurosci, 25(3): 255-261, 2000.

＊2 Himei A, et al.: Discontinuation syndrome associated with paroxetine in depressed patients; a retrospective analysis of factors involved in the occurrence of the syndrome, CNS Drugs, 20(8): 665-72, 2006.

「うつ」の治療に対するQ&A

＊一般によく受ける質問には、このように答えています。

Q　「うつ」の薬は、飲み始めてどれぐらいで効いてきますか？

A　効果がいつ現れるか、というのは非常によく聞かれる質問です。薬剤によって若干差がありますが、おおむね2週間で少し変化が感じられると思います。実際につらい状態から少し楽になった程度と実感できるまで、6～8週間ほどかかります。「うつ」が始まってすぐに治療を受ける人は少なく、診断を受けようと思う頃には、中等度以上の「うつ」になっています。発病から相当な期間を経てからの治療開始は、その期間と同じかそれ以上の治療期間が必要と考えてください。

私の臨床経験では、うつ状態の兆候があってから受診に至るまでには（初発例で）最短で4週間、平均で6～7週間、長い人になるとうつ状態になってすでに3か月以上も経ってから受診される場合もあります。どんな病気でも早期の回復を目指すのは当然とは思いますが、じっくりしっかり治療して再発させないことが大切です。

Q　薬の副作用は我慢するほうがよいのですか？

A　どんな薬でも副作用はありますが、耐えられるものとそうでないものがあります。また、一定の期間だけで自然に治まるものもあります。我慢するかどうかの見極めは、治療を妨げるほどの副作用かどうかです。

副作用が治療への印象を悪くするということから、医師によってはあらかじめ副作用対処薬をセットで処方するようですが、副作用を確認してからのちに対処するようにします。その理由は3つあります。

①代謝への負担を考えれば、薬剤はできるかぎり少ない種類と少ない量が好ましいこと、②不要な経済的な負担をかけるべきではないこと、③中止後発現症状（中断症候群）の項（p.92）で説明したように、服薬初期に副作用が出現した場合、中止後発現症状（中断症候群）が出現する可能性が高いという知見から、その予測を立てるためにも副作用反応がどのように出現するのかを見極めたいことです。このような理由と、起きうる副作用を説明して、それらは自然に軽快することや著しい場合は対症療法があり、対処可能であることを説明します。

Q 他の薬との飲み合わせで　問題が起きることがありますか？

A 抗うつ薬によって多少違いはありますが、併用してはいけない薬はたくさんあります。まず他に何かの治療薬を服用していないかを問診します。今までに知られていなかった相互作用が出てくるかもしれないので、最新の添付文書や安全性情報と照らし合わせます。これが一番安全な対応方法です。次に重要なのは食べ物や飲み物との飲み合わせの確認です。グレープフルーツは抗うつ薬の効果を強めすぎる可能性があり、ハーブやサプリメントとして用いられるセント・ジョーンズ・ワート（セイヨウオトギリソウ）は抗うつ薬の効果を弱めすぎる可能性があります。また、アルコールは代謝負荷をかけることと睡眠のリズムにも影響し、うつの治療に影響するため、治療中の飲酒は絶対に禁止と説明します。

Q どれぐらいで治るのですか？いつまで服薬を続けるのですか？

A 個人差が大きいので明確な回答はできませんが、症状が重くなる前の時期から治療が始められた場合では、2～3か月程度で回復を実感できますが、開始が遅れると回復までの時間は長くかかります。また、回復傾向が確認できたら治療が終わりということではなく、3か月程度しっかりと安定した状態であることを確認してから、今度はそれまでと同じ時間をかけてゆっくりと薬の量を減量して服薬を終えて通院は終了となります。ですから少なくとも通院は9か月から1年と考えていただいてよいでしょう。

薬物療法だけでは回復しないこともあります。そのケースを"難治例"といいますが、薬物療法以外の治療（心理療法など）を併用して治療を行います。また、しっかりと治療をしなければ、短期間で再発しやすくなることや、次に再発すると症状が重く出る傾向があるので担当医に相談してください。

Q 抗うつ薬は癖（依存）にはなりませんか？

A 薬が癖になる＝依存という意味だと思いますが、抗うつ薬自体は依存性物質ではありませんし、作用するセロトニンやノルアドレナリンも依存性物質ではありません。ですから薬理学的には"依存性はない"と考えられます。しかしながら、薬を長期に投与されている状態が、常態であると脳内が反応（認識）してしまうと恒常性維持機能があだとなって薬がない状態の感覚が不快と感じ、この薬がないとダメだというような「精神依存が形成」されてしまう恐れは十分にあります。しかし「うつ」のスタンダードな薬物療法を行った結果、抗うつ薬がやめられなくなったといいうケースは非常にまれです。

Q うつの再発はありますか?

A 「うつ」は神経伝達物質の量が減少することで発現することはわかっていますが、なぜ減少するのかという最初のステップは解明されていません。そのため、再発についてもはっきりとわかりませんが、一度「うつ」を経験した場合、一度も「うつ」を経験していない人よりはなりやすさが高いことから、統計的には再発はしやすいと考えられます。

ただ、注意すべきは、再発と再燃は違うということです。治療が終了してから、3か月以内に不調となった場合は、再発ではなく、完全に治っていなかったために症状が再燃したと考えるべきです。治療者、当事者ともに回復を焦ったときに早く治療を終了しすぎた結果という印象を受けます。

再発や再燃は確かに避けたいものですが、避けられないことも多くあります。そのようなとき重要なのは、本人が、「一度経験したうつだから、軽微なうちにすぐ治療して早く回復させるのだ」という建設的な考えをもてるようにすることです。また、うつの初期症状を軽微なうちに気づけるよう、「軽症うつのサイン」をチェックしてみることを勧めます。

軽症うつのサイン

- □ 倦怠感を感じる
- □ 不眠だ(眠れない、熟眠できない)
- □ 集中力や決断力が低下した
- □ 下痢や便秘が続いている
- □ 食欲が低下した
- □ 酒量や喫煙量が増加した
- □ 自責の念が湧く、興味が減退した

第 4 章

「老年期メンタル不調に使う精神科の薬」がわかる

全世界で 5,500 万人以上と推計され、今後毎年 1,000 万人ずつ
増加すると予測されている認知症。
日本は人口比率で世界の 2％に満たない国だが、
認知症の人口比率では 1 割を超える認知症大国。
認知症を含めた老年期メンタル不調は今後顕在化が必至。
老年期の脳生理変化、病態の理解、そして治療・対応は
すべての臨床医に必須の知識である。

1 老年期の心身の変化

「加齢変化」と「老化」

代謝する生物はすべて、経年による生理的な機能低下は、個人によって差はあるものの避けられない変化です。ただその変化は、自然な「加齢変化」と、自然とはいえない「老化」の2つに分けられます。「老化」とは、自然な「加齢変化」以上に機能低下が進む状態や病的な機能変化と捉えることができます。老年期になれば、何かしらの不調が生じるので治療が必要となるという考え方がありますが、これは大きな間違いです（実際に全く医療を受けることなく健康に生活しているお年寄りが存在しているのですから）。**「老化」と老年期のメンタル不調はリンクしており、老年期メンタル不調の発生は、「老化」を予防する健康な生活によって低減できる部分が多いのです。**

表 4-1　加齢変化と老化

避けられない生活機能の自然な変化（低下）＝「加齢変化」
自然な変化以上の機能低下や機能異常＝「老化」

老化により低下する生理機能

代謝機能低下：除去・分解不全、酸化
産生機能低下：新生タンパク減（筋肉、酵素量減少）
免疫機能低下：易感染、がん化（修復機能低下）

老年期精神障害と生活習慣病

そもそも生活習慣とは何を指すのでしょうか。

食事や運動、休養、喫煙、飲酒など周期的に繰り返される成人の生活の行為・行動を生活習慣と定義しますが、これらは自然な繰り返しという行動様式ですから“脳の癖”という見方ができます。ですから生活習慣を変えることは、行動変容であり、脳の可塑性が高い時期に行われなければ、多くの時間と忍耐が必要となるため、中年期以降は改善が難しくなります。理想的な生活習慣を20代後半までに築けば、それ以降も強く意識しなくとも維持ができます。また、悪化しても補正しやすいのは強固な手続き記憶に類似するためです。

脳のストレス耐性は、加齢によって低下します。ストレスは精神的なものと考えがちですが、身体的なストレスも脳へ大きな影響を与えます。ストレス耐性の低下した脳に対し、悪い生活習慣による代謝ストレスがかかると容易に脳細胞全体に影響し、メンタル不調を生じさせ、その状態が継続すると精神症状へと発展します。

血圧や血糖のコントロールがよいケースと生活習慣を改めずコントロール不良なケースでは、メンタル不調の発生率は後者のほうが大きく、また症状が著しいことは、すべての年代にいえることです。そして、とくに高齢者ではそれが顕著です。さらに問題なのは認知能力と理解力の低下があることから、医療従事者と一度トラブルを起こすと、執拗にそれを長引かせ、医療現場を機能麻痺の状態に陥らせてしまうことです。

老年期の不眠の訴えへの対応

脳疲労の最大の原因は、睡眠不足です。睡眠不足が連続することで健康へ影響が生じることを、最近は「睡眠負債」などと表します。そのような言葉に煽られるように、“眠れない”ことを主訴に来院する高齢者が増えていますが、その訴えには精査が必要です。

“8時間眠らないと睡眠不足”、“不眠はうつや認知症の兆候”などの睡眠に対する間違った知識によって自身が睡眠障害であるといって譲らないケースが多く、また、このようなタイプでは、訴えに対して医療者にアクションを求め、薬剤の処方（薬物療法）を行わなければ納得しないことが多いのです。薬物療法を必要とするケースであっても、まず睡眠衛生について説明し、睡眠環境整備（表4-2）を2週間以上行ってもらい、環境からの影響による過剰な興奮状態がなかったかを検証します（第2章、p.31 表2-1参照）。

表4-2　睡眠を妨げない睡眠環境

・光環境（照度）：基本は照明のない（真っ暗な）状態、点灯したままの場合でも30ルクス以下（光源は暖色）
　※PCやスマートフォンの操作によるブルーライト曝露や寒色系の明かりは覚醒を促進するため、眠る予定時間の半時間前までとする
・音環境：40デシベル以下（機械音の多くは50以上）
　※DCモーターでない扇風機は不適
　※リラックス効果があるとされる環境音楽でも、睡眠中は騒音相当となるのでタイマーを使って半時間でoffにする
・温度：頭部は22～25℃、体幹と四肢は30～33℃
・湿度：30～40％
　※夏場は家庭用エアコンで25～28℃設定とし、体温調整ができるように身体にはタオルケットを掛ける

老年期の代謝能力の低下

地球温暖化の影響により、日本の季節は四季から夏と冬の二季に変化しつつあり、1年のうち半年は熱中症発生のリスクがあるともいえます。

熱中症にみられる代謝性意識障害は、老年期に特有ではないものの、加齢によりすべての生体機能が低下している老年期には起こりやすくなります。意識障害を発生しやすくさせる要因は、水分補給不全による脱水、飲酒による代謝高負荷と脱水、処方薬があります。

高齢者は尿失禁を気にして水分補給をためらうことがあります。また、渇きのセンサーが鈍くなり水分補給をしないことや空調による不感蒸泄（発汗以外の水分喪失）の増大、さらに脱水状態にあると過剰でないアルコールを摂取しただけでも、代謝性意識障害が容易に引き起こされます。

症状改善のためには、脱水には「輸液」、アルコール問題には「解毒」といった対処を行いながら、脱水の場合には水分補給の大切さを指導します。状況を考えずに飲酒する高齢者のほとんどが、後にアルコール依存症へと移行することがわかっていますので、これを期に断酒（アルコールを減らす節酒ではなく完全に飲酒を断つ）指導を行っていきます。

処方薬によって代謝性意識障害が起こるケースでとくに多いのが、ベンゾジアゼピン系薬剤の長期服用です。軽い脱水でも薬剤の血中濃度が上昇し、過鎮静となり、せん妄様の症状となることもあります。ベンゾジアゼピン系薬剤でない睡眠導入薬でも代謝不全による効果の遷延によって意識障害は助長されます。

軽度認知障害（MCI：Mild Cognitive Impairment）

1990年代に入ると先進国では、急激に高齢者人口が増加に転じ、それに比例して認知症も増加、現在ではWHOの推計では全世界で認知症者は5,500万人とされています。90年代半ばからは、今後増加が著しいと予測される認知症と加齢による認知機能の低下を区別し、認知症でないケースを少しでも認知症に移行させないような手立てがないかという模索のなかで、米国のMayo

Clinic のグループによって軽度認知障害（以下、MCI）の概念が提唱されました。そして 2000 年代に入り、このグループが作成した以下の項目基準を満たすケースについては MCI と診断するようになっています。

・本人または家族（介護者）による物忘れの訴えがある。
・加齢の影響だけでは説明できない記憶障害がある。
・日常生活能力は自立している。
・一般的な認知機能は正常である。
・認知症とは診断できない。

日本での MCI の基準はこれにならって、MCI は“正常と認知症の中間の状態”と説明し、厚生労働省の生活習慣病予防のための健康情報サイトで、以下のような項目が該当するケースと紹介しています。

1. 年齢や教育レベルの影響のみでは説明できない記憶障害が存在する。
2. 本人または家族による物忘れの訴えがある。
3. 全般的な認知機能は正常範囲である。
4. 日常生活動作は自立している。
5. 認知症ではない。

つまり、**記憶力に障害があって物忘れがあるが、記憶力の低下以外には認知機能の障害が認められず、日常生活への影響はほとんど問題がみられない**というケースです。

MCI は認知症の前駆状態という解釈は間違い

MCI と判断されたケースの全例が認知症に移行するのではありません。ある研究では MCI と診断されてから最終的に脳変性疾患であるアルツハイマー型認知症を発症するのは 30％程度であり、認知症に移行しない群も多く認められます。ですから、MCI を認知症の前段階と考えるのは間違いです。MCI のうち生活習慣に問題がある場合や、すでに生活習慣病に罹患しておりコントロールが不良なケースでは、**生活習慣を改善すると記憶障害が改善し、認知機能がさらに改善されてMCIの基準に当てはまらなくなる、つまり健康域に戻るケースが少なくない**からです。

最近の情報氾濫により、MCIとなったらアルツハイマー型認知症を発症しないように予防的に抗認知症薬であるドネペジル（アリセプト®）を服薬することが勧められるなどという情報があるようですが、これまでの研究であらかじめドネペジルを服用したことによって、アルツハイマー型認知症の発症の抑制ができたという報告はありません。誤ったMCIの情報が一般にも浸透していることに留意し、自らMCIを訴えて治療を求めてきたケースには、その情報は誤った情報であることを指摘するだけではなく、丁寧にMCIの概念の説明を行う必要があります。

また、MCIの基準は満たさず、老年早期において記憶と認知に問題があるケースの追跡調査から、あとあと精神病症状が出現したケースにはいくつかの特徴が知られています。それらを表4-3にまとめます。

表4-3　老年初期に認められる障害と老年期精神障害

	老年初期に認められる障害			
追跡調査で多く認められた老年期精神障害	記憶障害	認知機能障害（限定的）	認知機能障害（複数）	認知機能障害（全般的）
アルツハイマー型認知症	○	×	×	×
血管性認知症	○	×	○	×
レビー小体型認知症	×	×	×	○
前頭側頭葉型認知症	×	○	×	×
老年期うつ病	○	×	○	×

2 認知症のタイプと治療

認知症の定義とタイプ

生理的な加齢によって、誰でも記憶力は減退し、とっさに行動ができなくなります。これはまさに前項に記したMCIです。認知症は、最終的には①記憶障害、②見当識障害、③認知機能障害の3つの大きな障害がセットで認められる疾病です。①記憶障害は、覚えておくことができなくなること（短期的）、覚えることができなくなること（長期的）、思い出せなくなること、②見当識障害は、時間と場所と人物の認識ができなくなること、③認知機能障害は、考えること、判断すること、想像することなど人間らしさに関わる高度な機能が低下し、失われていくことです。

一般のイメージでは、“認知症”＝アルツハイマー型認知症のようですが、認知症には大きく分けて、アルツハイマー型認知症、血管性認知症、レビー小体型認知症、前頭側頭葉型認知症の4つのタイプがあり、現状での疾病数の割合はこの並びの通りです。

認知症には薬物療法によって進行を遅らせることができるタイプ、薬物療法以外の治療で症状が改善できるタイプ、現在の医学では治療適応がないタイプの認知症が存在します。

認知症の治療

上記の4つのタイプはその原因により2つに分けることができます。脳神経細胞（脳器質）の変性によるものと、それ以外（二次性）によるものです。

変性性認知症は、アルツハイマー型、レビー小体型、前頭側頭葉型（ピック病含む）、パーキンソン病の一部などで、それ以外の認知症に分類されるものの大半を占めるのは、虚血や圧迫によって脳神経細胞が破壊されることによって起きる認知症です。それらには、血管性認知症（脳梗塞）、慢性硬膜下血腫（脳出血）、脳腫瘍、正常圧水頭症などがあります。

変性性認知症のうち前頭側頭葉型認知症以外には、抗認知症薬が進行を緩徐にさせる効果があることがわかっています。つまりアルツハイマー型、レビー小体型は薬物療法が有効なタイプです。また、血管性認知症（脳梗塞）以外の認知症では、外科的治療により症状の改善が期待できるケースもあるタイプです。ただ、残念ながら現代の医学・医療では、根本的な治療法はなく、また全く改善を見込めない認知症も少なくないのが現実です。

アルツハイマー型認知症

先進国では高齢化が進んでおり、世界的にみても認知症対策は重要な健康問題であり、喫緊の課題です。日本ではいわゆる団塊世代の人口が多いことも重なって、高齢者の総人口に対する割合は30％近くになっており、2030年頃には認知症の有病率が20％に達すると予測されています。近々の医療統計（レセプト病名）からの算出では、アルツハイマー型認知症は認知症全体の70％近くを占めていますが、今後も増加することが予想されているため、発症を予防する薬剤の開発が急務とされています。

アルツハイマー型認知症は、疾病提唱の当初から脳全体が萎縮することと、顕微鏡下の脳神経組織に老人斑といわれるシミ状の構造物が大量にあることがわかっていました。老人斑は脳神経細胞の外側に特異的なタンパク質であるアミロイドβが異常凝縮したものです。アミロイドβには細胞毒性があり、神経細胞は機能しなくなったのちに死滅します。また、この細胞外のアミロイドβの凝集が誘因となって、神経細胞内の物質輸送に関わる微小管に結合しているタンパク質の1つであるタウタンパクが過剰にリン酸化され始めます。過剰にリン酸化されたタウタンパクは、タウタンパク同士で結合して、微小管から離れてしまい、細胞質で重合や凝集が起こり塊となります。この塊が連なったものが神経原線維です。神経原線維が大量になると神経細胞に何らかの作用が生じ、アポトーシスが誘発されて神経原線維が原因の神経細胞死が起こります。これらの脳神経細胞死が脳の萎縮の起源であり、認知症の発症原因と考えられています。

アルツハイマー型認知症発症の予防には、これらタンパク質が蓄積しないようにする薬剤が必要となります。

アルツハイマー型認知症症状の進行を緩和する薬剤
——アセチルコリン分解酵素阻害薬

アルツハイマー型認知症では、肉眼でも脳が萎縮していることがわかります。この萎縮は脳神経細胞が死滅したことで生じるため、神経細胞数自体が減じています。アセチルコリン神経系とグルタミン酸神経系は大脳皮質の大部分に分布していることから、この2つの神経系が大きく影響を受けていることは自明であり、これらにフォーカスした創薬が始まりました。

アルツハイマー型認知症と神経伝達物質の研究が始まった1970年代には、記憶・学習機能の低下と脳内のアセチルコリン濃度の低下が関連することがわかっていました。神経細胞数が減じていても残存するアセチルコリン神経細胞を活性させれば、記憶・学習機能の改善が期待できるというアイデアで治療薬の開発が進められました。

まず、アセチルコリン神経細胞に刺激を与え、アセチルコリン量を増産させることが単純であるため、ムスカリン性アセチルコリン受容体のアゴニストが試験されました。しかし、学習機能の改善が認められたものの、末梢における副作用が強く治療薬としてメリットがないこと、また残存神経細胞に高負荷を与えるため、さらなる細胞死を誘発することからコリン作動を作用機序とした薬剤の開発は中止となりました。次の候補はアセチルコリン分解酵素阻害薬でした。

一旦シナプス間に放出されたアセチルコリンを、同じ放出量であっても分解酵素を阻害することで**見かけ上アセチルコリン量が増加したのと同じ作用をさせるという考えから開発されたのがアセチルコリン分解酵素阻害薬です**。そのなかでも、認知症の記憶や学習機能低下に効果があることと副作用とのバランス、効果発現までの期間、作用時間から治療薬として承認された世界初の抗認知症薬がドネペジル（アリセプト®）です。

ドネペジルの薬理作用は、残存しているアセチルコリン神経系の活性によって機能低下を下支えすることにあります。ですが、神経細胞の変性を改善する作用はありませんから、残存神経細胞にも変性が及ぶと作用を発揮できる“場”がなくなるのは自明です。そのため、病初期に投与されると効果期間を長くできるのですが、認知症のほとんどが生活に支障が生じたことをきっかけに受診されるため、治療開始が発症から数年後というケースもあり、薬剤の効果を十分に活用できていないというのが実感です。

発症から数か月で投薬が開始された稀なケースでは10年ほど効果が確認できることもありますが、ほとんどのケースでは5年前後で効果を感じられなくなり、関係者の印象では再度進行が加速したと感じるようになります。

比較的よくみられる副作用には、悪心や嘔吐、食欲不振、腹痛や下痢などの消化器症状があります。消化性潰瘍の既往がある場合、胃潰瘍の発現（再発）率が高いという報告がありますが、本人は知覚が鈍麻していて訴えてこないことも少なくありません。また、潰瘍からの出血で貧血となって転倒するなど二次、三次的な問題が生じるため、便性状の確認や定期的な血液検査を行う必要があります。

服薬困難時には、パッチ（貼付）剤を用いることが推奨されています。最近承認された新しいドネペジルのパッチ剤（アリドネ®）では、緩やかでかつ確かな経皮吸収によって血中濃度のコントロールがしやすい特徴があり、内服薬のドネペジルの場合は1日1回3 mgから開始し、1〜2週間後に5 mgに増量したのち10 mgに増量していくことが必要なのに対して、最初は低用量パッチ剤で経過を観察し、4週間以上経過観察後に効果不十分であれば高用量に変更するだけという点でも、自己で服薬管理ができない認知症の薬物療法においては有用性が高いと考えられます。

パッチ剤の貼付位置については、一般に上腕部や胸部が推奨されているようですが、上腕部では剥がされてしまうことも少なくなく、また無理に剥がすことにより皮膚剥離で出血するなどの問題があります。また、胸部に貼付することは、緊急時の心電図やAED実施の際に支障となることを考え、ケースバイケースで貼付する部位の工夫が必要です。

NMDA受容体拮抗薬

アルツハイマー型認知症において神経細胞が変性変化を起こして脳萎縮が始まっている部位では、グルタミン酸神経系で神経ネットワークの修復反応が生じます。グルタミン酸神経系はGABA神経系の介在によって興奮の程度を抑制されている部分が多いのですが、変性が生じている部分はその抑制機能も機能低下に陥るため、活動レベルは平常時以上の過活動状態に転じてしまいます。コントロールを失ったグルタミン酸神経系は、グルタミン酸を過剰に放出する暴走状態に陥り、残っている変性が進んでいない細胞までも壊死させてしまいます。また、その過剰放出の信号は他の神経系にも波及し、過剰刺激はとくにドーパミン神経系に影響し、その結果、幻覚や妄想が生じると考えられます。

このようなグルタミン酸神経系の過剰反応による二次的な脳神経細胞の破壊を止めるためにグルタミン酸受容体をブロック（阻害）することが必要なのですが、正常なグルタミン酸神経系までブロックしてしまうと、精神活動は低下し、認知症の症状の改善どころではなく、生活の質を低下させることになってしまいます。そこで、残存している正常なグルタミン酸神経系の受容体には結合は弱く、過剰に反応している部位に結合しやすくした薬剤がグルタミン酸受容体拮抗作用をもつNMDA受容体拮抗薬であるメマンチン（メマリー®）です。

このメマンチンは、認知症の主たる症状だけでなく周辺症状にも効果があるといわれていますが、上記の説明からわかるように**周辺症状に効果があるのではなく、アルツハイマー型認知症の神経変性によって生じる二次的な問題が生じないようにする**と記したほうが正しいのです。実際にすでに幻覚・妄想が生じている状態にメマンチンを投与しても改善はすぐに認められませんので、幻覚・妄想が著しく当事者の利益を損なう恐れがあるような状態には、その症状を改善するために一時的にドーパミンD_2受容体遮断作用のある薬剤を用いる必要があります。

メマンチンはその作用機序からその個体に効果を示している用量を過ぎて投与すると、脳全体の機能が低下してしまいます。**実際に最も多い副作用は眠気**というのも至極当然という印象です。アルツハイマー型認知症者の多くは高齢で、眠気があれば、それは即転倒につながります。日中の覚醒度の観察は非常に重要で、眠気の兆候を管理することがリスク管理とリスクヘッジになります。

また、**メマンチンの重大な副作用として、てんかん発作様の意識の消失、けいれん、筋硬直がみられることもあり、それがトリガーとなって死亡するケースもあるため、筋肉の変化を確認する触診は欠かせません。**

NMDA受容体拮抗薬で治療中には、処方直後でなくても、けいれん発作が生じた場合に最初に被疑薬と考えるのは、このNMDA受容体拮抗薬です。ところが、アルツハイマー型認知症の神経変性に限らず、認知症のない高齢者にけいれん発作が生じれば、即抗てんかん薬（処方比率ではバルプロ酸ナトリウム）を追加処方するケースが目立ちます。このとき、てんかんでなかったケースでは抗てんかん薬によるけいれん発作の抑制の効果よりも過鎮静が目立ち、日中も傾眠傾向状態がみられます。これは夜間のせん妄発生を助長させることにもなり有害です。

NMDA受容体拮抗薬処方前にてんかん発作やけいれんの履歴がない場合は、まずNMDA受容体拮抗薬を中止し、アセチルコリン分解酵素阻害薬〔この場合の推奨薬はガランタミン（レミニール®）推奨〕に置き換えた後に、徐々に抗てんかん薬を減じてアセチルコリン分解酵素阻害薬のみとして、けいれん発作が生じないかを確認します。再度けいれんや意識の喪失が認められた場合にのみ抗てんかん薬を投与します。

アルツハイマー型認知症におけるてんかんの治療薬選択

てんかん発作前の行動・状態によって推奨される薬剤が異なります。

易刺激で激高しやすいタイプでは、バルプロ酸ナトリウム、記憶障害より認知機能の低下が強く現れるタイプにはレベチラセタム（イーケプラ®）、うつ状態とはいえないもののうつ傾向が目立つタイプにはラモトリギン（ラミクタール®）が第一選択として推奨されます。ここで重要なのは、レベチラセタムとラモトリギンのそれぞれ作用は、アルツハイマー型認知症にてんかん発作を生じたケースにおける効果についての報告からの推奨であり、**てんかん発作がないアルツハイマー型認知症に対してレベチラセタムを投与すると認知機能が回復することや、ラモトリギンを投与する**

ことでうつ状態の回復が認められるということではありません（エビデンスはなし）。そもそもの脳神経の変性部位が、上記のような行動・状態を発現させ、またてんかん発作の焦点となっていた可能性があり、その部分の機能を悪化させない状態に制御（抑制）したことが相対的な改善のように評価されていると考えられるからです。

アルツハイマー型認知症治療薬を処方するときに伝えるべきこと

日本で認知症治療薬として承認されている製剤は、すべてアルツハイマー型認知症の症状の緩和と進行を緩徐にさせる効果しか認められていませんが、多くのアルツハイマー型認知症をもつ関係者とくに親族は、「認知症が治る薬」と誤解していることが経験的にわかっていました。アルツハイマー型認知症の原因となるアミロイドβを除去するという治療薬が米国で承認されたというニュース報道があって以来、日本で処方可能な既存の治療薬にも同等の効果が期待されるという誤認とその新薬レカネマブ（レケンビ®点滴静注）の処方を希望するケースがあとを絶たない状態になってきています。

現在処方可能な認知症治療薬には、進行を遅らせ、現状を可能な限り維持することが主たる効果であって、認知症自体を根治させるものではない対症療法であることを強調して説明する必要があります。

さらに薬剤の効果を判定するには観察期間が必要であり、医療者が効果を確認できても、当事者や関係者の期待（健康な状態への回復）とのギャップがあり、服薬を中止してしまうことが少なくないことから、事前に想定される回復の内容と程度について十分な説明をすることが重要です。また、ネガティブな説明になりますが、認知症治療薬は服用したすべてのケースに改善がみられるわけではないことも説明し、同意を得たうえで処方しなければなりません。筆者の経験では、これらのすべての説明を行ったうえで処方を拒否されたことはありませんが、医療者側の視点でなく、期待したほど症状に改善が得られない場合には、半年ほど経過すると、多くのケースで、服薬管理の苦労、経済的問題などから処方の中止の申し出や通院が途絶えることになります。

また、前述のレカネマブは、2023年12月に薬価収載された最新の認知症治療薬で、薬剤費用が年間約300万円と高価であることや、脳内にアミロイドβの蓄積が認められることを検査で確認できた「軽度のアルツハイマー病」が対象という条件が付けられており、上記のような正確なバイオマーカー診断が可能な医療施設は限られることから、容易に処方できる薬剤にならないと考えます。よって、現時点で新薬に対して過剰な期待をさせる情報提供は避けるべきです。

効果発現の捉え方

薬物療法を開始し、何らかのよいレスポンスがあったとしても、最初から記憶や見当識に効果がみられることはありません。薬物療法を継続するか否かの判定としても重要なのは、反応速度の速さや会話のなかでの表情の変化、感情表出の程度が明確になるなどを判定することです。次いでみられる変化で多いのは、疎通の改善として繰り返し伝えなくても行動に反映されることや聞き返しが少なくなってくることです。関係者にもこれらの変化が見られれば、薬物療法を継続し、場合によっては用量を増量する意味があることを伝えます。

認知症症状が著明となる前の病初期から投薬を行ったアルツハイマー型認知症のケースでは、当事者から記銘力の改善や記憶想起が早くなったと感想を述べられることがあります。

③ 認知症の周辺症状（BPSD）

介護や支援を行うにあたっては、認知症症状よりも、周辺症状のマネジメントが重要となります。

アルツハイマー型認知症の主たる症状は、見当識（時、場所、人などを認知・認識すること）障害や学習・記憶障害、注意障害、空間認知機能の障害です。認知症のカテゴリーによって、進展（進行）のスピードは異なりますが、認知機能が低下し、高次脳機能障害へ移行していきます。

最終的には運動機能障害が生じ、場合によっては寝たきりの状態となるという経過を辿るのですが、脳全体が萎縮するなかで、機能が維持されている部分と失われていく部分とが混在している時期があります。

脳は全体の機能を維持するために、代償性に残存する神経細胞は過剰に興奮するようになりますが、それが原因で周辺症状が出現するのです。その症状とは**幻覚（とくに幻視）や妄想（とくに被害妄想）といった病的体験、「うつ」によくみられる症状（抑うつ気分、漠然とした不安、睡眠障害など）、徘徊や暴力といった衝動性行動障害、拒絶や昏迷など、多彩な症状を示し、これらをまとめて認知症の周辺症状（BPSD）**といいます。

最近米国ではブレクスピプラゾール（レキサルティ®）がアルツハイマー型認知症のアジテーション（過剰行動、暴言、暴力などの行動障害）に使用承認が下りたことから、BPSDの薬物療法治療指針は今後大きく変化することが考えられますので、最新の知見と併せた対応が必要となります。

PLUS ONE

周辺症状（BPSD）の発現機序

BPSDは、脳の器質変化によって失われた機能を、残った神経細胞で何とか補おうとする代償反応が制御できなくなった結果と考えることができます。萎縮や欠損による変化にはそれぞれのパターンがありますが、図4-1の赤の囲みの部分がBPSDの症状を発現させる原因に相当します。

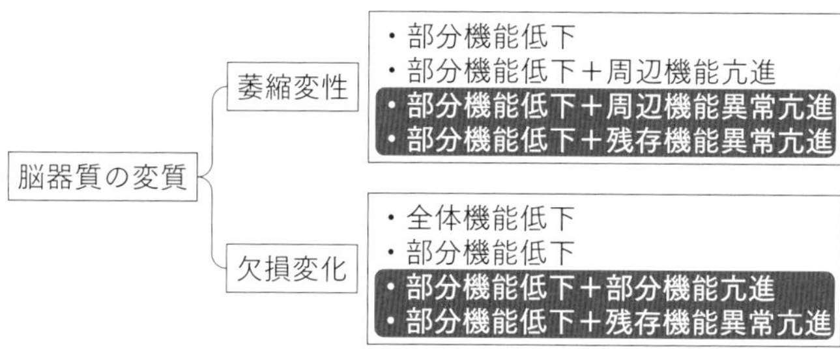

図4-1　器質変化による機能代償

それぞれの異常代償機能ごとに現れやすい症状を図4-2にしましました。薬物療法で改善する症状か否か、またどのような薬剤が適切かを考慮するときに役立つと考えられます。

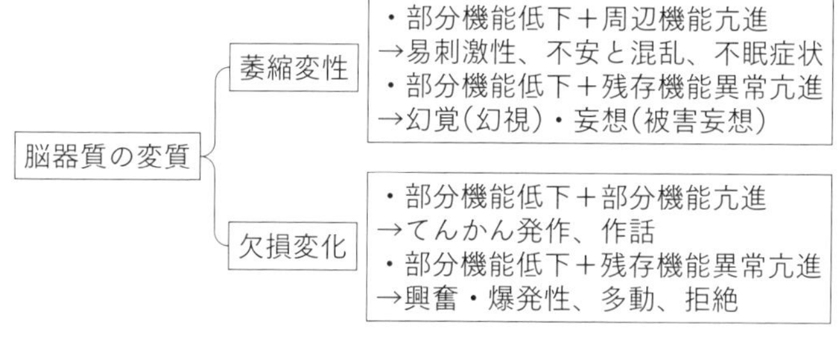

図4-2　機能異常による症状の発現

④ 老年期の「うつ」と認知症

うつ病・うつ状態の治療

老年期のうつ病やうつ状態では、抑うつ気分が前面に出ず、仮面うつ（うつ病）のように身体症状や心気症状が中心で、活動性の低下や会話が少なくなることが多いため、認知症の発症と取り違えられることが多いのです。**活動性に目立った低下がない場合でも、不眠や理由のない漠然とした不安を抱いたり、年齢に似つかわしくない取り乱し方をしたり、自分を責めるなどの行為があれば、まず"うつ"を疑うべきです。**

そのような状態で治療が開始されと、退行（現象）がみられ不定愁訴が多くなります。そのような状態にマイナートランキライザーで対応しようとすると、低覚醒状態を助長し、病態がさらに把握できなくなります。不安や焦燥が高度になり、うつ状態が遷延すると、激越性うつ病へと移行するため、そうならないように**マイナートランキライザーの使用は厳禁**です。

このような状態に対する薬物療法は、成人のうつ病やうつ状態の治療に準じて「抗うつ薬」を用いますが、老年期には代謝機能が低下していることから、効果判定を綿密に行い、効果を上げるための薬剤の増量は"少量ずつ時間をかけてゆっくり"と行い、少しでも副作用が現れた場合は、必ず増量1つ前の用量に戻して再度観察します。

うつ状態が高度になると無動・無言となることも多く、病初期より認知症と誤診される割合が高くなります。このような誤診をしないためにも直近1年の生活歴や症状などの経過をしっかり聴取して鑑別します。また、加齢により甲状腺機能が低下し、ホルモン分泌が低下することでうつ状態を呈することが少なからずありますので、除外診断のために血液検査を行うことも忘れてはいけません。

なぜ「認知症」と思われてしまうのか

老年期のうつ病を認知症と誤認して認知症治療薬の投薬が行われた結果、肝機能障害が生じて生活に支障をきたしたケースを扱った番組がテレビ放送されてから、社会問題となった「老年期のうつ」ですが、そもそも、なぜこれほど多くのケースで、老年期うつが認知症と取り違えられてしまうのでしょうか。

ほとんどのケースで、**①高齢であること、②それまでにうつ状態やうつ病の治療歴がないこと、③うつによる集中困難により記憶が妨げられたことを記銘力障害と誤って判断したこと、が共通点です。**とくに②について、認知症は変性が原因の器質性の疾患なので老年期に発症し、一般の精神疾患は、機能性のトラブルが原因なので中高年までに発症するという固定観念が診断を誤らせると考えられます。

食事をしなくなり、会話がなくなり、寝室から出なくなり、横になることが増え、ついには無動という症状が出て、受診した際にはほとんど反応を示さない姿をみて、認知症と診断されたケースが多いようですが、中高年であれば、これらの症状があれば、まずうつ系統のメンタル不調を疑うはずです。

鑑別のためには、関係者が心配するような状態（症状）が、いつから起きたか、またどれほどの期間をかけて現状に至ったか、それまでの生活で認知症の症状を疑わせるような言動（行動）がなかったかなどを聴取します。そして、情報だけで判断がつかない場合には、必ず血液検査と画像検査を行います。

5 「せん妄」の治療（薬物療法と生活リズム改善指導）

夜間せん妄

せん妄は意識の混濁が原因で生じる精神症状です。せん妄よりも“夜間せん妄”という言葉のほうをよく耳にするのは、夜間には生理的に眠気が出て低覚醒となり、環境照度の低下から視覚情報が減るため、せん妄が現れやすいからです。

低覚醒にあるとき人間は誰であっても、その反応として激しい精神運動興奮を起こします。子どもが寝ぼけている（＝低覚醒）状態で、何かに驚いて泣きじゃくる様に似ています。このような状態では外界からの情報はほとんど入力されず、入った情報も適切に処理できないために、不安と恐怖が発生し、易刺激的となり、興奮状態に移行しやすくなります（いきなり言葉が全く通じない外国の街角に1人で放置された状態を想像してみてください。そんな状態の何倍もの怖さがせん妄状態の不安なのです）。

低覚醒を助長する薬剤服用の確認

先にも説明しましたが、せん妄発現の一番の原因は低覚醒です。不安症状の改善のために投与している**ベンゾジアゼピン系薬剤による過鎮静による低覚醒や、睡眠導入薬**（ベンゾジアゼピン系薬剤以外でも）**の効果遷延による低覚醒でもせん妄発現は助長されます。**せん妄を認めたとき、これらの薬剤を使用されていないかを確かめ、まずそれらを中止し、せん妄が改善するかを観察します。

せん妄には“短期間の集中薬物療法”と“生活習慣改善による予防”

せん妄の著しい場合、最初の対処法は薬物療法ですが、状態が回復すれば速やかに薬物療法は中止し、「生活習慣」を見直します。

アルツハイマー型認知症のせん妄では、認知症治療薬としてガランタミン（レミニール®）が処方されていない場合には、治療薬を**ガランタミンに変更し、経過を観察します**。それでも改善が認められない場合にはドーパミン受容体遮断作用のある**チアプリド（グラマリール®）をごく少量から用います**。夜間せん妄の場合は、代謝を考慮して就眠直前ではなく、夕方の服用とします。次の選択は欧米ではリスペリドン（リスパダール®）やクエチアピン（セロクエル®）を選択するケースが多いようですが日本では適応外となるため、少量のハロペリドール（セレネース®）が推奨されます〔※最近米国ではブレクスピプラゾール（レキサルティ®）がアルツハイマー型認知症のアジテーション（過剰行動、暴言、暴力などの行動障害）に使用承認が下りたことからアルツハイマー型認知症のせん妄を含めたBPSDの薬物療法治療指針が変わってくるでしょう〕。

血管性認知症や混合型認知症での薬物療法としては、**チアプリドと脳循環代謝改善薬であるニセルゴリン（サアミオン®）を選択**し、改善すればチアプリドは中止しますが、ニセルゴリンは予防的に継続投与することが推奨されます。

なお、ハロペリドール、リスペリドン、クエチアピン、チアプリドは少量であっても老年期には思わぬ副作用の出現があり得ますから、変調や運動機能の変化の兆候がないかを常に十分に観察することが大切です。当然のことながら期待する効果が得られているかの判断は重要で、効果が全く得られていないのに2週間以上漫然と投与するようなことは避けなければなりません。

生活習慣のうち改善すべきは生活リズムと昼間の活動量です。高齢者にとって、活動量を上げることは、薬物療法の効果を最大限に引き上げるためにも必要なことです。具体的には、朝は毎日同じ時間に起床するよう促し、覚醒してから昼までは明るい場所で過ごすこと、夜間にしっかりと睡眠が誘発されるように、リズミカルな運動を促し昼間の活動性を上げることです。

また、脳神経伝達物質が減らないようにその原料となるアミノ酸（タンパク質）をしっかりと摂取するような食生活も重要です。近年の統計でも高齢者のタンパク質不足は問題視されており、フィジカルな問題としてフレイルやサルコペニアの予防に“良質なタンパク質”すなわち9種の必須アミノ酸が摂取できる食事の考慮が必要と啓発されていますが、これはメンタル問題の予防においても重要です。

6 脳梗塞後遺症・頭部外傷後遺症の治療

脳梗塞後遺症・頭部外傷後遺症

脳梗塞や頭部外傷が原因となって運動機能が損なわれる麻痺が生じている場合には、他者からも、脳になんらかのトラブルがあったと理解を得やすいのですが、表面的にわかりにくい精神活動や行動に影響が生じている場合は周りから理解されません。見えない病であることによる当事者の葛藤、家族・支援者との間に生じる摩擦が恒常化し、関係者それぞれを高いストレス状態に陥らせます。

これらの後遺症は、同じ状況でも同じ反応とならないことから、どう接すればよいのか、どうサポートすれば上手くいくのか正解がないことが問題を複雑にします。当事者自らも問題点を言葉に表して表現することが困難なため、いつもフラストレーションがたまり、その負のエネルギーが「易怒性」「爆発性」「衝動性」という形となって現れます。

これは当然ながら当事者が意図して行っていることではないのですが、先にも述べたように同じ状況でも同じ反応とならないことから、**周りの人が感情的に対処して負のエネルギーをもって強く叱責したり、サポートを放棄してしまうと、負のスパイラルへと陥ります。また逆に何でも後遺症だからと諦められて、当事者の人格の尊厳が無視されるケースも少なくありません。**

このような精神活動の負の変化は、まさに発作であり、てんかん発作が起きる際と同じように予兆があります。それがどのような言動であるかをよく観察し、パターンを把握することが、爆発性や衝動性によって社会的関係性を損なうことの予防的対処であり、最も建設的なサポートとなります。予兆が把握でき、クールダウンさせることを試みても上手くいかない場合に初めて薬物療法による介入が必要となります。

後遺症としての“パーソナリティの変化”と“性格のよくない部分の誇張”

その個人特有の社会性を司っている脳部位は前頭葉です。**梗塞や出血によりこの部位が障害されると、高次脳機能障害が著明に現れるだけでなく、パーソナリティと性格の変化が生じます。**

パーソナリティは社会性であり、他人と接するときに相手にどのように映るかという言動の基盤やいわゆる人柄のことを指します。よってパーソナリティ変化が生じるということは、“別人”という印象を与えるということです。

また性格変化とは字義通り性格が変わってしまうことですが、人には短所と長所があり、このうち短所が強調されて“性格が悪くなった”印象を与えるということです（長所が強調されて、以前は偏屈で短気だった人が、融通が利き気長になる、といった好ましい変化を起こすことはまずありません）。

この2つの変化によって、**生じやすい典型的なパターンは、常にイライラしている、怒りっぽい、すぐに暴言を吐く、何かと飽きっぽい（集中力欠如）、激高しやすい（感情失禁）などです。**

薬物療法の介入

先にも記したように、予兆が把握でき、当事者をクールダウンさせる方法を試みてもコントロールができないような場合には薬物療法による介入が必要です。脳梗塞後遺症・頭部外傷後遺症では、脳に物理的な傷が生じており、それがてんかんにおける焦点のような働きとなって行動障害を引き起こすと解することができます。また、この状態は外界からの刺激に対して、過剰に反応し、神経系が興奮しやすいのですから、それを抑えるには抗てんかん薬が適しています。**抗てんかん薬のなかでも用量の調節域が広く mood stabilizer でもあるバルプロ酸ナトリウムを用います。**それでも改善がみられないときや、暴力行為が著しい場合には、過鎮静や錐体外路症状の発現などの副作用に細心の注意を払いながら、チアプリドなどのドーパミン D_2 受容体遮断作用のある薬剤を用います。欧米ではこのような場合、クエチアピンやアリピプラゾールを少量から投与するのが一般的で、日本でも応用的に用いて奏功したという報告は多数ありますが、症例適応外です。

頭部外傷後の幻覚・妄想に著効する薬物はない

頭部外傷後にはさまざまな症状が起こりますが、幻覚・妄想もその1つです。しかし、なぜ頭部外傷後に幻覚・妄想が起こるのか、はっきりとした原因はわかっていません。現在のところ、物理的な傷害により神経伝達ネットワーク間の情報伝達の信号に歪みや誤処理が起こるためではないかと考えられています。つまり、頭部外傷後に生じる幻覚・妄想は、ドーパミンの増加が主たる原因ではないということになります。なので、実際には存在しない過剰な信号を遮断して幻覚や妄想を改善するドーパミン受容体遮断作用のある薬剤では、情報信号の歪みや誤処理は是正できないため、効果がないことは明確です。幻覚・妄想には全く効果を示さないどころか副作用だけが生じる事態となります。また、前項の抗てんかん薬などやさまざまな向精神薬でも著効することはありません。残念ですが、頭部外傷後の幻覚・妄想に適した薬物療法はないといわざるをえません。

ただ、妄想については加齢による視力・聴力障害が原因で助長されていることがあり、その場合は感覚情報をサポートすることで緩和されることがあります。

PLUS ONE

抗てんかん薬の薬理作用

てんかん発作の発現の機序としては、脳内の神経細胞と神経線維の間に流れる通常は微小な電流が、突発的な強い電気的変化のため一時的にショートして、機能が遮断されるために起きると考えられます。てんかんの場合はこうした発作が繰り返し起こります。

脳神経細胞には興奮系の神経と抑制系の神経があります。これらの神経はそれぞれ、自動車のアクセルとブレーキに喩えられます。興奮系の神経が普段より“少し活動亢進”した状態は、いわゆる“興奮”という状態で、自動車の運転ならばスピードの出しすぎに該当します。この状態に気づいている場合もあれば、知らずに超過している場合もありますが、いずれにせよブレーキをかけて減速しようとすればできるような状況を指します。そしてそれがさらに亢進してしまい、電気的にある閾値を超えて“暴走”となった状態が、“てんかん発作”と考えられます。これはアクセルを戻せなくなってさらに加速してしまう状態や、ブレーキ力が弱くなって減速できない状態、またはそれらが同時に起こっている状況といえます。

つまりてんかん発作は、①興奮系神経の機能が亢進したとき、②抑制系神経の機能が低下したとき（もちろん①と②が併存することもある）ということになります。①がてんかんの原因として説明するものを「興奮系異常亢進仮説」、②を「抑制系脱抑制仮説」といいます。

このような電気的異常により、てんかん発作は発生しているわけですが、しかしその電気的異常がなぜ起こるのか、という原因についてはまだ解明されていないのです。

ヒトの脳における「興奮」を司る代表的な神経系は「グルタミン酸神経系」（図 4-3）で、「抑制」を司る神経系は「GABA 神経系」（図 4-4）です。てんかん発作を起こしたとき、グルタミン酸神経系では、グルタミン酸が過剰に放出され機能亢進を起こして興奮を増している状態であり、反対に GABA 神経系では、GABA 産生の低下が起こり神経系に対する抑制機能が低下した状態にあるといえます。

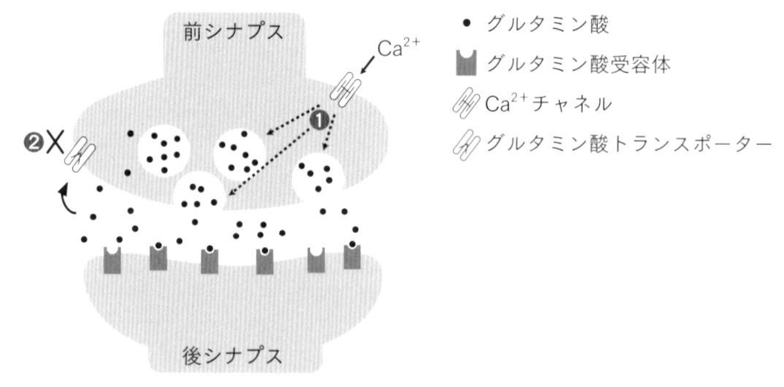

❶グルタミン酸神経を神経伝達物質とする神経の前シナプスでは、グルタミン酸の放出の調節をカルシウムイオン(Ca^{2+})チャネルが担っているといわれている。原因は明らかではないが、前シナプス内にプラスのイオンであるカルシウムの流入が亢進して、グルタミン酸の放出が亢進。神経細胞が過剰に興奮する。
❷グルタミン酸の再取り込みを行うグルタミン酸トランスポーターの機能低下により、再取り込みに遅滞が生じた結果、グルタミン酸濃度が高濃度になり、神経細胞が過剰に興奮する。

図 4-3 「興奮」系神経(グルタミン酸神経系)の機能亢進が起こるメカニズム

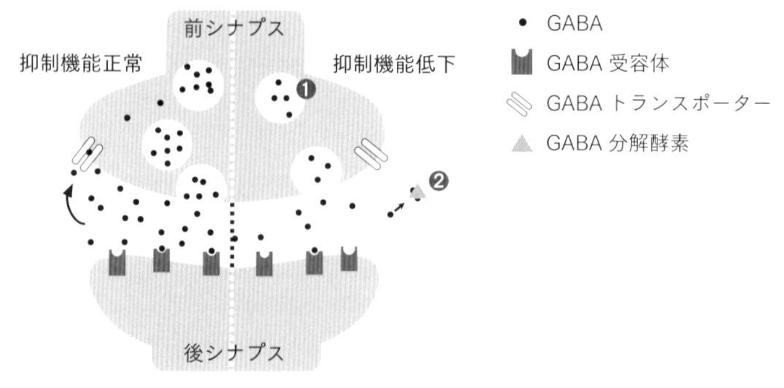

❶原因は明らかではないが GABA の産生が低下し、神経系に対する抑制機能が低下する。
❷産生が少なくなったことにより、GABA は低濃度になっている。再取り込みによってリサイクル率を上げようとするが、GABA 分解酵素のはたらきは正常であるため回収不能となることで抑制機能が低下する。

図 4-4 「抑制」系神経(GABA 神経系)の機能低下が起こるメカニズム

実際このようにてんかん発作が発現するのであれば、発作を抑えるには興奮系を抑えて、抑制系を増強すればよいわけですが、現在臨床で用いられる主な抗てんかん薬は「抑制」系の GABA 神経系のみに作用

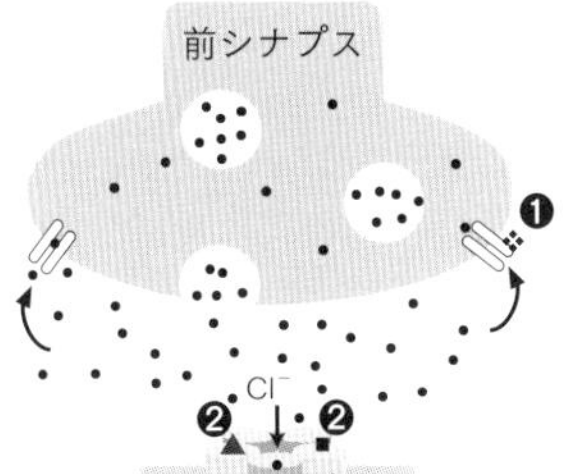

❶GABA トランスポーター活性型抗てんかん薬が、GABA トランスポーターを活性化させる結果、GABA の遊離が盛んになる。それにより GABA 受容体に結合しやすくなる。

❷ベンゾジアゼピン受容体に作用する抗てんかん薬(ジアゼパム、ニトラゼパム、クロナゼパムなど)や、バルビツール酸結合部位に作用する抗てんかん薬(フェノバルビタールなど)が、それぞれ受容体に結合する。
塩素イオン(Cl^-)のイオンチャネルを形成する構造体は図の下部に示すように、5 つの異なったタンパクで形成される 5 量体で、特異的な物質が結合することで構造変化を起こす。GABA、ベンゾジアゼピン系抗てんかん薬、バルビツール酸系抗てんかん薬がそれぞれ特異の部位に結合すると、チャネル構造体の構造が変化し、Cl^-チャネルが開き、そこから Cl^-が細胞内に流入する。興奮している状態は細胞がプラスの電荷を帯びている状態なので、マイナスイオンである Cl^-が細胞内に流入すると、電気的に打ち消しあって興奮が冷め、抑制される。

図 4-5　「抑制」系神経に対する抗てんかん薬の作用機序

するものになっています。それらは GABA の量を増加させたり、GABA トランスポーターを活性化させることで、GABA 機能を維持したり、減弱した機能を増強させたりして、てんかん発作を抑制する作用を発現しようとするものです（図 4-5）。

神経興奮が原因なのですから、興奮系のグルタミン酸神経系を抑制する薬剤があれば、もっと容易に発作を抑えられるはずですが、そう簡単にいかない問題があります。グルタミン酸神経系は脳内の多くの活動に関与しており、限局した部位を抑えることが難しく、脳全体を抑制する副作用が強く出てしまうのです。またこれまでに開発されたグルタミン酸神経系抑制薬は、発作を抑えるだけで細胞毒性が強いという問題があることや、BBB（血液脳関門）への移行（浸透）が簡単にはいかないという問題があるのです。ただ、最近になってグルタミン酸受容体を直接阻害するのでなく、グルタミン酸の結合部位とは異なる部位に結合し、受容体構造形状を変化させ興奮系神経の伝達を阻害する薬剤〔ペランパネル（フィコンパ®）〕があります。

全般発作の予防は、「異常興奮」を周りの神経細胞に伝えないようにすることで、発作からの守りを固める必要があります。細胞レベルの実験によれば、全般発作が起きて大きな電気的変化があるとき、隣り合わせになった細胞同士は、電気的均衡を保とうとプラスの電位を帯びたナトリウムイオン（Na^{+}）やカルシウムイオン（Ca^{2+}）の電解質を流入させて同様に興奮させようとすることがわかっています（ちょうどスポーツ観戦の応援で観客が次々とウェーブをするような感じです）。全般発作の治療薬は、このような興奮伝達を抑えるために興奮性電解質チャネルに作用して、普段のように閉じた（不活化）状態を維持するようにNa^{+}やCa^{2+}の流入量をコントロールして神経細胞の細胞膜電位を安定化させるような作用機序をもっているのです。

抗てんかん薬の作用機序別分類を、表4-4にまとめます。

表4-4　抗てんかん薬の作用機序別分類

■グルタミン酸神経系に作用する抗てんかん薬
- ペランパネル（フィコンパ®）：AMPA受容体に拮抗薬として結合し、Na^{+}、Ca^{2+}の流入を抑制
- ラモトリギン（ラミクタール®）、トピラマート（トピナ®）：Na^{+}、Ca^{2+}のチャネル阻害
- ラコサミド（ビムパット®）、ルフィナミド（イノベロン®）：Na^{+}チャネル阻害

■GABA神経系に作用する抗てんかん薬
- ビガバトリン（サブリル®）、スチリペントール（ディアコミット®）：GABA分解酵素を阻害し、見かけ上のGABA量を増やし、抑制系神経の作用を増強

■グルタミン酸神経系とGABA神経系に作用する抗てんかん薬
- ガバペンチン（ガバペン®）：Ca^{2+}チャネル阻害＋GABA量増加

■その他の作用による抗てんかん薬
- レベチラセタム（イーケプラ®）：神経伝達物質の放出制御タンパクSV2A（シナプス小胞タンパク2A）に結合し、過剰な放出を抑制し興奮を抑える

認知症治療薬へのQ&A

＊よく受ける質問には、このように答えています。

Q 認知症治療薬は、認知症の「発病初期」でなければ効果がないと聞きました。本当ですか？

A 認知症の治療薬についての治療成績にはさまざまな報告があり、認知症治療薬は「発病初期」に投与したほうが、高度な認知症症状へ移行したあとに投与したときよりもよい効果が得られた、という報告があります。

認知症の症状が出現してすぐに治療を始めた場合と時間が経ってから治療を始めた場合では、早く始めたほうがよりよい効果がみられ、長く効果が続いている印象は受けます。最近は「物忘れ外来」も増えて、認知症の発病初期に治療を受ける方も増えていますが、まだ半数以上の方は認知症の症状が明らかになってから治療を受けるという現実から考えると、発病初期でないと薬物治療の効果は期待できないということはありません。

Q 認知症の父が薬を飲むのを嫌がります。うまく飲ませる方法はありますか？

A 認知症の方は、その症状から自分自身を認知症だと理解できないことが多く、服薬を嫌がる（拒薬）ことがあります。説明が理解できないほど高度な認知症症状にあるケースでも、自分自身で生活に支障はないと思っている場合、治療のための服薬を受け入れるのは難しいことが多々あります。

また、現在高齢者である世代は、どんな治療薬であっても「薬」を飲むこと自体に抵抗感をもっていることが多く、そのことがさらに服薬の受け入れを困難にしています。現代の若い人がサプリメントを日常的に服用するのとは対照的です。

このため、(処方されている薬剤の種類にもよりますが) やむをえない場合は食事や飲み物に混ぜて服用してもらうケースも少なくありません (適応がある場合は、外用貼付剤というパッチ型の薬を処方することもあります)。

このように、残念ながら認知症の方の服薬をスムーズにするよい方法はありません。あきらめずに根気よく、個々に合わせた方法が見つかるまで、さまざまな投薬スタイルを試行錯誤していただかなければならないでしょう。

Q **高齢の母がドネペジル (アリセプト®) を長期に服用しています。最近効果がないように思うのですが、服薬を続けるべきなのでしょうか？ また、薬を変えればまた効果がみられるということはあるのですか？**

A 認知症治療薬の適応には、軽度から中等度のアルツハイマー型認知症にはガランタミン (レミニール®) とリバスチグミン (イクセロン®パッチ、貼付剤)、中等度から高度のアルツハイマー型認知症にはメマンチン (メマリー®) がありますが、ドネペジルには病状進行程度の条件はありません。個人差はありますがドネペジルを服用後数年経つと周りからみて効果が感じられなくなるといわれています。多くのケースで3〜5年の服用で効果がなくなる＝認知症が再度進行したような印象を受けるようになります。ただ、効果がそれまでよりも弱く感じる場合や、少し逆戻りしているような場合でも、服用をやめてしまうと多くのケースで急激に認知症症状が進行することが知られています。ですから、中等度から高度のアルツハイマー型認知症に適応のあるメマンチンに変更することも1つの考え方です。

認知症の薬物療法は継続することを勧めますが、当事者の生活機能レベルと経済的な負担などを総合的に考慮し、継続するか中止するかを決めるようにします。

質問のような疑問をもたれたときには、担当医としっかり治療計画について話し合うことが重要ですが、説明に納得がいかないときにはセカンドオピニオンを求めるのもよいでしょう。本人は明確な意思を表示できない状態になっているのですから、家族や支援者が納得したうえで治療を続けることが大切になります。

Q **認知症はかかりつけ医でも診てくれると思いますが、本来は認知症疾患センターや精神科医などの専門医による治療を受けたほうがよいのでしょうか?**

A 認知症の治療はもはや精神科医だけが治療する時代ではありません。裏を返せば、どの診療科の医師でも診断と治療はできて当然というのが時代の流れです。投薬についても同じことがいえます。高齢になると何かしらの身体疾患を有しているケースが多いですから、身体疾患と認知症の治療を併せて通い慣れた医療機関で受けることは、環境変化を少なくする意味で心理的安心が確保されるというメリットもあります。

ただ、認知症症状の周辺症状として夜間せん妄やうつ状態などが著しい場合は、精神科医による治療をお勧めします。多くの自治体やコミュニティでは、認知症を診る医療機関の地域連携に関する情報を提供しているので、住居地の福祉サービスに関する情報を地域の広報誌やインターネットで探してみてください。

Q **認知症になった今も、長年の習慣である晩酌が続いています。お酒による問題はとくに起きていないのですが、薬の効果に影響はないでしょうか?**

A アルコール問題(アルコール乱用・依存症)のあるなしにかかわらず、薬物療法を受けなければいけない状況では、その薬剤がどんな種類であっても絶対に飲酒は禁止です。アルコール代謝のために薬剤の代謝が遅れる影響が出て、多量を服用した状態と同じことになり、思わぬ副作用が発現することがあるからです。

また、アルコールは脳（中枢神経）に作用するため、精神活動に大きく影響を与えますので薬剤の動態に影響を及ぼさなくとも精神症状を悪化させます。とくに、認知症の方は自分で飲んだアルコール量がわからずに過量に摂取する傾向があり、病的酩酊を起こすことがあるので厳重な注意が必要です。唯一の楽しみだからやめさせるのはかわいそうだとか、晩酌をさせないと不機嫌になるからといって飲酒を続けさせることは大きな間違いです。

PLUS ONE

老齢期に肥満になりやすい理由：活動エネルギーと「ミトコンドリア」

細胞の中に共生しているミトコンドリアは、血糖と酸素を使ってATP（アデノシン三リン酸）を産生しています。加齢により本体の細胞の代謝が低下すると、細胞に共生して内包されるミトコンドリアの活性も低下します。ミトコンドリアの機能が低下すると消費される血糖量が減じるために過剰な糖分摂取がなくても、血糖の消費が減じて高血糖傾向となります。糖尿病などの糖代謝異常ではない場合には、その余剰な糖を処理するためにインスリンの分泌が増加し、脂肪となって蓄積して肥満が惹起され、さらにその状態が続くと糖尿病へと移行するリスクが高まるのです。

PLUS ONE

肥満が認知症の発症や進行を助長

ミクログリアは、脳内で胚から分化して髄腔が他の組織と隔離される前に脳内に移行した免疫細胞で、神経細胞ではない細胞です。一般の免疫細胞であるマクロファージの脳内免疫細胞というイメージです。実際に病原体による炎症や外傷、出血、腫瘍などによる細胞損傷が生じると活性化して不要な神経細胞を除去して修復にあたります。

肥満、とくに高脂質状態になるとミクログリアが過剰に活性化して正常な神経細胞を攻撃し、シナプス数が減じることが動物実験ではわかっています。とくに海馬のシナプス数が減じることが報告されていることから、高脂質状態は記憶障害を助長させる因子と考えられます。認知症の予防や認知症に対する何らかの治療が行われている際に、その効果を上げるためには食生活の見直しが必須ということがいえます。

とくに日本での高齢者の食事に関する啓発では、体重維持のために摂取カロリーを意識することや骨粗鬆症に対してカルシウムの摂取の啓発は行われていますが、ミクログリアによる不必要な神経細胞損傷を生じさせない食生活については全く論じられていません。脂質を抑えた食事内容による摂取カロリーの維持と神経伝達物質のもととなる良質なアミノ酸（タンパク質含む）の摂取を指導し、肥満を予防することの啓発が求められます。

PLUS ONE

生活習慣と健康格差

老化の一番の原因は、生活習慣問題です。老年期精神障害のケースで中年期より心身の健康状態に留意して生活すれば、多くの機能の活性低下を遅らせることができます。一番重要なことは生活習慣です。老年期精神障害において、いわゆる生活習慣病のコントロールが悪いケースでは往々にして精神症状も悪く、薬物療法による改善も限定的です。

“生活習慣を正す”ことで老年期のメンタル不調を抑制できる可能性は高いですが、いうほど簡単ではありません。それは、老年期になってから生活習慣を見直すことは至難の業だからです。そもそもその年齢にまで健康に対して意識を向けなかった人が、急に健康志向になるということはまれです。

筆者は産業医として健診結果を判定し、事後措置として生活習慣改善を助言する保健指導を行っていますが、改善を促す件数は年々増加しており、現在40～60歳のおよそ4割がその対象です。指導を行って改善するのは数%で、悪化して要医療となるのがその10分の1（全体の2～3%）で累積となっています。健康維持のリテラシーの欠如は健康格差を招く要因となり、現役世代を引退する前後に「老化」という形になって現れてくるのです。

健康診断の結果に従って生活習慣の改善を促されても、その努力を怠ることは、健康保険組合連合会が費用をかけて行っている健康診断のメリットが活かされないだけでなく、リタイア後に国民健康保険へ加入したときの加入費や窓口費用の負担の増額、それにより経済的に医療が受けられなくなる恐れ、最終的には皆保険制度の破綻につながるのです。生活習慣を意識しない人は、自ら健康格差が生じるリスクを高めているという認識が欠けているということなのです。

極論すれば、可能な限り健康な老年期を過ごすためには、思春期から20代前半に健康的な生活習慣を確立することが必要だということです。

PLUS ONE

せん妄予防とメラトニン

術後せん妄は麻酔薬の脳神経への直接作用と、その使用による不自然な意識の喪失によって脳の恒常性が崩れることが最大の原因と考えられます。

手術を要する疾患に直面すれば、ストレスは高く、不安やうつがみられるのは当然の心理反応といえ、その際にはセロトニンは減少していると考えられます。また、麻酔薬の投与により、さまざまな神経伝達機能は低下させられているため、セロトニン神経系機能も同様に低下し、さらにセロトニン放出は減少します。そのためセロトニンの代謝物であるメラトニン量も同様に低下します。メラトニンは、サーカディアンリズムを形成するのに重要な物質ですが、麻酔薬の代謝が進むなかで、覚醒レベルが短期間で変化し続けるため、睡眠・覚醒のリズムとバランスが完全に破綻します。さらに悪いことには、術後しばらくは観察のため、高照度ではないものの常時照明がついた部屋で過ごすことから時間の感覚がなくなり、見当識が障害されます。術後の環境も大きく影響しているのです。

この術後せん妄についての最近の研究報告として、メラトニン（メラトベル®）を事前投与した群で術後せん妄の発生率が低下していることから、メラトニンが術後せん妄に対して予防効果があると報告されました。

老年期によく観察される「せん妄」と「術後せん妄」はその成因からして酷似していることから、脳内のメラトニン量を多い状態に保つことによって、老年期の「せん妄」も予防できる可能性があります。ただし、せん妄予防のためにメラトニンを服用することを勧めるのではありません。

体内でメラトニンの産生を円滑にして、減少させないようにするには、日常生活の工夫で可能と考えられるからです。生活のなかで実施したい具体的な事項は、①朝覚醒してから昼までに十分な日光を浴びる、②必須アミノ酸（タンパク質）をしっかり摂取する、③リズミカルな運動をする（負荷が高い必要はない）、④夜間帯の強い光（スマートフォンの使用など）を避け、眠り支度をした後は可能な限り暗い状態を保つ、これらの４つです。

第5章「抗精神病薬」がわかる

抗精神病薬に分類される薬剤は
統合失調症治療薬という位置付けであるが、
実質的な効果は“精神病症状”を改善する効果である。
“精神病症状”を有するさまざまな精神疾患に
適応されるべき薬剤であるという知識は重要だ。

1 抗精神病薬とは

中枢神経系に作用する薬物の総称を向精神薬といいます。“薬剤”ではなく“薬物”ですから、違法なものまで含まれています。抗精神病薬はその中の1つのカテゴリーということになります。

抗精神病薬とは、読んで字のごとく「精神病に対する薬」という意味です（英語ではantipsychotic。anti＝“対する”、psychosis＝“精神病”になります）。また、抗精神病薬をメジャートランキライザー（p.26のマイナートランキライザーの項参照）と呼ぶこともあります。

日本の皆保険制度上では、治療薬は適応症にしか処方できないため、新たに承認される抗精神病薬の適応症はほとんどが統合失調症となってしまいます。統合失調症を主たる適応症として承認された薬剤がのちに、双極性（気分）障害の躁状態、躁病、老年期精神障害などに追加承認されることもありますが、それまでに相当な期間を要します。

海外でも、適応疾病以外にも効果があるという研究報告に基づき、その信頼性がエビデンスとして確立すれば追加承認され、使用拡大が認められますが、追加承認までには、やはり時間がかかります。さらにわが国では海外で追加承認されてから、かなり遅れて他の適応症の治療に使用できるようになることがほとんどです。服用する当事者への安全性の確保と製薬の効能承認には膨大な研究データと時間を要するため、最初の適応症がおのずと絞られるのは致し方ないという意見もありますが、先進国に比較して治療の選択肢が制限されているという意見もあります。

実際の臨床において、海外の承認や研究知見から、明らかに適応症ではなくても、ケースが有する症状に奏功することがわかっている場合には、日常的な使用制限を回避するために、適応外使用にならないように統合失調症と診断名を付け加えて対応するケースが少なくないようです。それは俗に“レセプト病名”といわれていますが、その行為によって、“知らないうちに統合失調症と診断された”という苦情が生じる弊害があります。

このような制度による薬剤選択肢の制限は、治療を受ける側への不利益であるといえます。また、精神薬理学の研究の進歩による精神科治療薬の命名分類が、薬剤の実態の一部にしか反映されていない現実から、**今後は疾病（適応症）単位に対してではなく、薬剤の主たる作用機序（神経伝達物質系へのアクション）を基本とした、精神症状に対してどのように作用し、改善を図るかということによって分類されるようになると考えられます。**

薬剤がこのように分類されると、新薬が登場したとき、薬剤のインタビューフォームを細部まで熟読しなくとも、これまでのどの薬剤の作用機序系統の薬剤かが明確になり、処方経験がない状態での闇雲な新薬の試用が抑えられるようになります。また薬剤のスイッチングケースにおいても、新薬のメリットを活かした無効例を最小限に抑える治療が可能になると期待できます。

「精神病症状」

精神病症状を有する精神疾患には、統合失調症とそのサブタイプ、妄想性障害、急性一過性精神病（性）障害（非定型精神病）、躁病、うつ病、認知症、神経変性疾患などが挙げられます。

どの精神症状も、脳神経ネットワークのどこかで、神経伝達物質の「量」に変化が生じて、脳神経細胞間の信号伝達にそれが影響して発現します（現在の生命科学的知見では、神経伝達物質の「質」の異変、それが原因で起こる不調ともに確認できていません）。

では精神病症状を呈しているとき、脳内では神経伝達物質の

「量」にどのような異変が起きているのでしょうか。

精神刺激薬（＝違法薬物）の使用によっても、精神疾患で生じるときと同様な精神病症状が引き起こされ、それらの薬物がドーパミン受容体のうち、ドーパミンD_2受容体のアゴニストであることがわかったことから、ドーパミンD_2受容体が過剰に刺激されると精神病症状が生じると考えられています。精神疾患において外来の物質がない状態で、ドーパミンD_2受容体が過剰に刺激されている状態ということは、ドーパミン過剰の状態か、ドーパミンD_2受容体自体が増えているか、それらが同時に生じている状態のいずれかであると推測されます。

ところが、精神病症状を示す代表的な精神疾患である統合失調症を対象としたPETを用いた研究結果から、ドーパミンD_2受容体が過剰に増加している状態は否定されていることから、精神病症状はドーパミンが過剰に放出されていることが原因と考えるのが論理的です。また逆説的には、ドーパミンD_2受容体遮断作用をもつ薬剤が投与されると精神病症状が改善する事実からも、ドーパミンが過剰に放出されているという理論は薬理学的に妥当な考え方といえます。

ここで、ドーパミンが過剰に放出されることによって精神病症状が発現するのならば、それが適切量になるようにドーパミン放出量を減らせる薬で治療すれば、と考えるのが当然です。

そのとおりなのですが、**脳内に移行できてかつ脳のある部位だけに作用する薬剤をつくることはできないのです。現時点の創薬技術でできる薬剤の作用は、正常なドーパミン受容体側に働き、受容体をブロックすることで不必要な信号が伝わらないようにすることです。**この働きは、対症療法であって根治療法ではないため、薬物療法は症状がある限り継続される必要があるのです。

3 大精神病症状

精神病症状によって生活への支障が生じる代表的精神疾患は、統合失調症ですが、先に述べたように精神病症状は、統合失調症に限った症状ではありません。その症状は、3 大症状として陽性症状、陰性症状、認知機能障害に大別されます。それぞれについて簡単に説明します。

1 陽性症状

表 5-1 に示したように、陽性症状の「陽性」とは、健康時には“ない”はずのものが“ある”、“加わった”ということを意味しています。陽性症状の症状については、表 5-2 にまとめました。

表 5-1 「陽性」と「陰性」

陽性症状（positive symptoms） positive ＝プラスの。健康時にはないはずのものがある（プラス）。
陰性症状（negative symptoms） negative ＝マイナスの。健康時にはあるはずのものがない（マイナス）。

表 5-2 陽性症状の症状

幻覚	妄想	自我障害
幻聴（幻声）、幻視	被害妄想、迫害妄想、被毒妄想、誇大妄想、など	考想察知、思考伝播、思考化声、思考吹入、作為体験（憑依）

2 陰性症状

表 5-1 に示したように、陰性症状という言葉の「陰性」とは、健康時には“ある”はずのものが“ない”、ということを意味しています。

表 5-3 に、陰性症状の症状をまとめました。

表 5-3　陰性症状の症状

意欲障害
能動性の低下、興味喪失
感情障害
感情鈍麻、感情不調和、両価性
社会性障害
閉じこもり（自閉）、疎通性の低下

3　認知機能障害

認知機能に障害が起こると、外部からの刺激を情報としてとらえる際に、情報の取り込み、記録、再生におけるすべての情報処理プロセスで問題が生じます。症状としては注意、記憶、学習、思考などの高次脳機能の低下として現れます。

陰性症状と認知機能障害は、図 5-1 に示す「中脳皮質系」の「ドーパミンの減少」により引き起こされていると考えられています。ただ、陽性症状と同じように、なぜそうしたことが起こるのかはまだ解明されていません。

精神病症状発現の起点
──ドーパミン神経系

脳内の精神活動に密接に関わるドーパミン神経系には、図 5-1 に示すような「中脳辺縁系」「中脳皮質系」「黒質線条体系」「漏斗下垂体系」という 4 つの経路があります。

ドーパミンは本来、運動調節、ホルモン分泌量調節、快の感情、意欲、学習などに関係する神経伝達物質で、人間が生活を送るうえでは欠かせない精神活動を司るものです。

ところが**精神病症状が発現している状態の中脳辺縁系では、ドーパミンが過剰に放出され、そのドーパミンを受ける受容体側**

中脳辺縁系

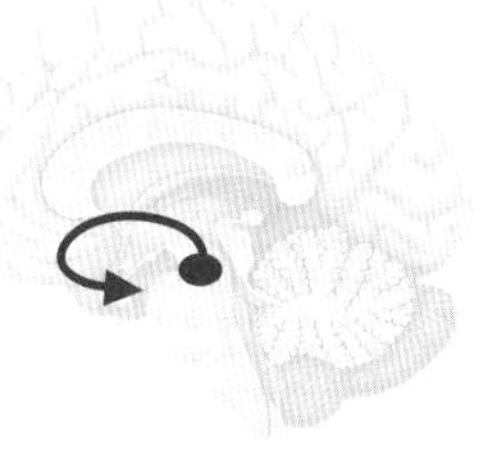

状態：ドーパミンが過剰になっている
→症状：陽性症状

中脳皮質系

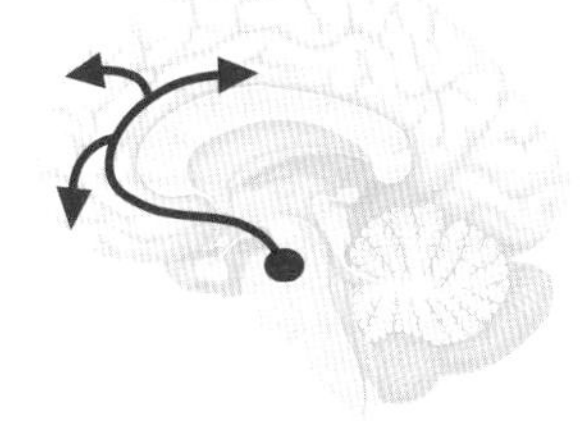

状態：ドーパミンの減少が起きている
→症状：陰性症状・認知機能障害

黒質線条体系

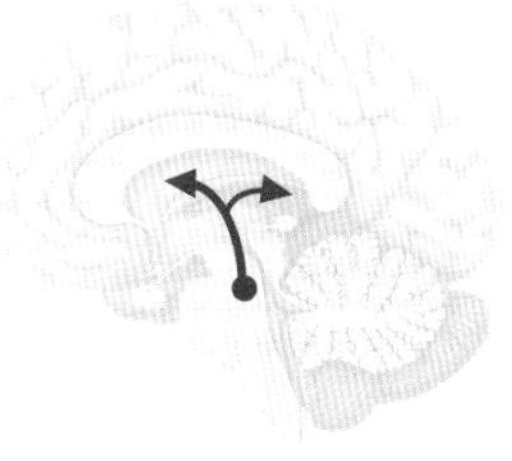

状態：ドーパミン量に変化なし
抗精神病薬でドーパミン受容体を遮断すると…
→錐体外路症状が起きる

漏斗下垂体系

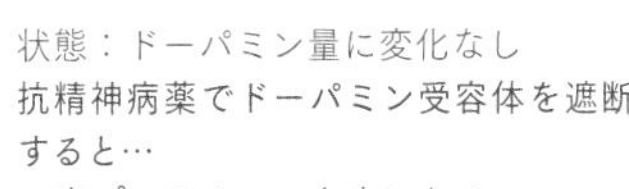

状態：ドーパミン量に変化なし
抗精神病薬でドーパミン受容体を遮断すると…
→高プロラクチン血症になる

図 5-1　統合失調症をもつ人の 4 つのドーパミン経路で起きていること

は正常に反応し、その放出量に対応した過大な信号を伝達してしまいます。その結果、本来存在しないはずの信号が生じ、「幻覚」や「妄想」といった精神症状（陽性症状）が引き起こされるのです。

「中脳辺縁系」のドーパミンの過剰放出のメカニズム

統合失調症の陽性症状の発現に対し、ドーパミン D_2 受容体遮断薬が改善効果を示すことからドーパミンが過剰に放出されていることは間違いないであろうと考えられ、そのメカニズムはわからないものの、統合失調症発症の原因としてドーパミン仮説が提唱されました。ところが、それでは陰性症状が発現する精神薬理学的説明ができないことから、この仮説は現在修正されています。

ドーパミン神経系とグルタミン酸神経系

違法な薬物の使用によって陰性症状と酷似した症状を示すケースの研究から、陰性症状様の症状を発現させる薬物の薬理学特性がグルタミン酸神経系の受容体であるNMDA受容体遮断作用であったこと、また人間が生活するうえで重要な感情や行動の制御、記憶などを担う前頭前皮質部分の機能が低下していることがわかりました。

解剖学的に前頭皮質から脳幹へのグルタミン酸神経系は、脳幹の腹側被蓋野へ投射され、大脳基底核へ情報刺激を伝達し、そのうちの側坐核を起点とするドーパミン神経経路のドーパミン分泌を制御しています。

前頭前皮質部分のNMDA受容体の機能が低下すると、上記の前頭皮質から脳幹に投射しているグルタミン酸神経系は制御が効かなくなり、グルタミン酸が過剰に分泌され、その連鎖反応が上記の辺縁系のドーパミン神経を過剰興奮させ、中脳辺縁系一帯のドーパミン放出量が過剰になるという修正理論です。

この理論であれば、統合失調症ではない精神疾患でも、幻覚・妄想といった同様の精神病症状を生じることも説明できます。とくに老年期まで精神疾患とは無縁であった人に、初めて精神症状として幻覚や妄想が発現するのは、認知症の原因である神経変性により前頭葉全体のグルタミン酸神経系の数が減じて機能低下に陥り、その連鎖で辺縁系のドーパミンの放出量の制御を失った結果として生じるという説明であれば、論理的な破綻はありません。

PLUS ONE

NMDAグルタミン酸機能低下説と新しい精神病症状治療薬

麻酔薬として開発されたNMDA受容体を遮断するPhenyl Cyclohexyl Piperidine（PCP、日本では麻薬扱い）を乱用したケースに、統合失調症様の精神症状（陽性症状・陰性症状）が生じたことから、グルタミン酸神経系の機能異常が精神病症状の発現の原因と考えられるようになりました。NMDA受容体が遮断される際に生じるのは、まずグルタミン酸神経系の機能低下です。グルタミン酸神経系とNMDA受容体は、脳全域にある神経系で活動興奮のスイッチの役割を担っているため、これが阻害されると陰性症状が生じ、次にグルタミン酸神経系の支配下流にあるドーパミン神経系の脱抑制状態が惹起されることでドーパミン放出が過剰状態となり神経興奮が生じて陽性症状が発現するという機序が考えられています。これがNMDAグルタミン酸機能低下説の概要です。

この仮説に従って陽性症状・陰性症状のどちらにも明確な改善効果を示す新薬の創薬研究が始まっています。それはNMDA受容体機能に作用する物質です。現在承認されている治療薬の主たる作用はドーパミンD_2受容体遮断であり、陽性症状を改善する効果しかありませんが、上記の仮説に従うとNMDA受容体機能を正常化（低下是正）させる物質であれば、理論上、陽性症状も陰性症状も著しく、社会生活に支障がある難治性統合失調症ケースを改善させることが期待できると考えられるからです。

精神病症状に対して薬物療法を行うとき── 薬物療法開始時に伝えること

薬物療法を開始するとき、現在起きている不都合な症状（幻覚や妄想）は、脳内でドーパミンという物質が何らかの原因で増えているために起こっているという化学的事実を説明します。薬物療法により、大部分の症状が緩和されることも説明します。さらに、服薬後に予想される好ましくない副作用についてすべて説明します。また、副作用はコントロール可能であることが多く、ほとんどは服薬初期だけに生じるものであることも伝え、不遵守や拒薬のリスクを極力回避するようにします。

加えて、抗精神病薬の服用初期にだるさや眠気が起こることがありますが、その原因が薬の副作用によるものだけではないことを以下のように説明します。

「不調が続いている状態では、脳は外的な刺激に対して過敏に反応しすぎています。治療によりその状態から回復していくと、過敏に反応して疲れていたにもかかわらず、休んでいなかった脳が正常に疲れを感じて、脳内での処理や活動をセーブするようになります。休養をとらねばならないほど疲労していたにもかかわらず、それを感じないでいたことがまさに問題なのです。回復することで疲労を正常に自覚できるようになるので、休もうというモードになり、それがだるさや眠気として現れることもあります」。

抗精神病薬にはさまざまな特徴がありますが、初めて服薬するにあたってはこれ以上詳しい説明をするとかえって混乱を招くことや、難しいことを言って無理に薬を飲ませようとしているのではないかと猜疑心が生じて、それが妄想（被毒妄想）へと移行することもあるので、**ある程度状態が落ち着いた後に、さらに詳細に薬剤の特徴と選択の意義を説明します。**

2 定型抗精神病薬の特徴

抗精神病薬の分類

現在の抗精神病薬は、定型抗精神病薬と非定型抗精神病薬、従来薬と新規薬、あるいは第一（旧）世代抗精神病薬と第二（新）世代抗精神病薬などと表記され、非常に煩雑です。

薬理作用から、「ドーパミン D_2 受容体遮断が主な作用である薬剤」が定型抗精神病薬、「主としてドーパミン D_2 受容体とセロトニン受容体に作用する薬剤」が非定型抗精神病薬であると考えてください。

定型抗精神病薬のモデル

定型抗精神病薬は、化学構造の違いによって、フェノチアジン系、ブチロフェノン系、イミノベンジル系、ベンズアミド系の4系統とその他に分けられています（表5-4）。しかしこれらのどの系統の薬剤も、その主要な薬理学的特徴はドーパミン D_2 受容体の遮断作用で同じです。その作用により、中脳辺縁系で過剰になりすぎたドーパミンの異常シグナルが抑えられ、幻覚・妄想などの、いわゆる陽性症状に対してのみ効果を発揮します。

定型抗精神病薬に共通するはたらきについて、神経伝達物質とその受容体のイメージをモデル化して図5-2に示します。これはあくまでも理解を助けるためのイメージであり、実際の構造を表したものではありません。

上記の4系統は「この症状にはこの系統が効く」といった特徴で分類されているのではありません。ですから、ケースごとに最適な薬剤を探していくことになります。

最近の薬物療法開始時の推奨アルゴリズムの考え方からすると、定型抗精神病薬を新たに処方することはまれです。以下の説明から得ていただきたいことは、これまで長期に定型抗精神病薬を主剤として薬物療法を行われてきているケースを評価するとき、また、ライフイベントによる病状変化や加齢による薬剤の変更を行うときに必要な知識です。

表5-4　主な定型抗精神病薬の分類

フェノチアジン系
＊クロルプロマジン（コントミン®、ウインタミン®）
＊レボメプロマジン（ヒルナミン®、レボトミン®）

ブチロフェノン系
＊ハロペリドール（セレネース®）
＊ブロムペリドール（インプロメン®）

イミノベンジル系
＊クロカプラミン（クロフェクトン®）
＊モサプラミン（クレミン®）

ベンズアミド系
＊スルピリド（ドグマチール®）

※現在比較的よく処方される定型抗精神病薬を中心に記載

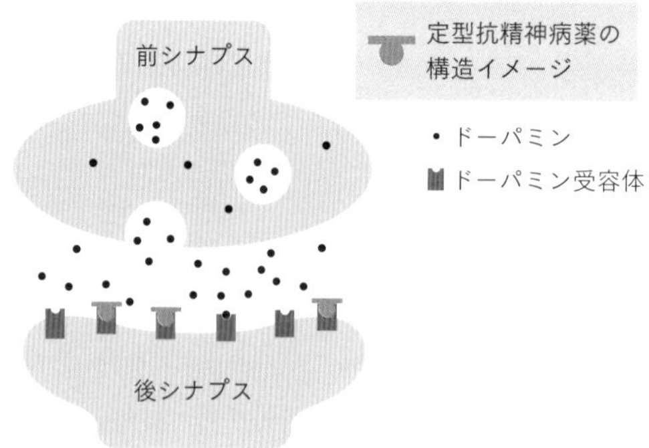

図5-2　定型抗精神病薬の作用機序

定型抗精神病薬と副作用

定型抗精神病薬は初期治療の第一選択ではなく、また追加で処方される頻度が低い薬剤ではありますが、これまでの継続治療で症状は抑制され、生活が安定しているケースは少なくありません。**しかし、定型抗精神病薬では、継続治療が困難なケースが圧倒的に多いのです。その原因は副作用です。**その副作用の発現を抑えるための対症療法はありますが、その対症療法の副作用という問題が新たに生じるため、定型抗精神病薬は扱いが難しいのです。以下に、主作用と副作用の出現の機序の概略を説明します。

脳内において、精神病症状が出現するのは、これまでにも説明しましたが、中脳辺縁系のドーパミン神経におけるドーパミンの放出量の過剰です。その過剰放出自体を直接制御できる薬剤がないことから、受容体側を遮断（ブロック）することで異常伝達の是正を図ります。その受容体がドーパミン D_2 受容体です。その D_2 受容体を薬剤でどれだけ遮断するとバランスがとれるのかについては、遮断率がおよそ65％以上になったとき（わかりやすくいうと、100個の受容体のうち65個の信号が抑えられたとき）であることがわかっています（それ以下では抗精神病作用が得られません）。そのまま遮断率が上がると、必要な精神活動さえも抑えてしまうことや、ドーパミンの放出量が過剰でない脳部位にまで抑制が生じてしまいます。これが副作用を生じさせる原因です。具体的にはドーパミン受容体遮断率が72％以上になると漏斗下垂体系のドーパミン神経に影響が及びプロラクチン値が上昇、78％に至ると黒質線条体系のドーパミン神経に影響が及び錐体外路症状（運動系副作用）が出現するといわれています。

このように、精神病症状に効果を示し、かつ副作用を発現させないという条件を満たすドーパミン受容体遮断率領域は、65～70％程度と非常に狭い範囲ということになります。その範囲におさまるよう微妙な調整ができれば、定型抗精神病薬は現在でも治療の第一選択薬となりうるのですが、この調整は簡単にいきません。定型抗精神病薬の用量（血中濃度）–占有率曲線は、この5%程度の狭いレンジ付近では急峻な立ち上がりを示すため、少しの用量変化でもその有効レンジから外れてしまいます。体調の変化があれば、10〜20%の吸収能は簡単に変化するため、薬剤の血中濃度も連動して変わります。日常の不調とも感じない変化でも副作用が生じてしまうということです。

③ 非定型抗精神病薬の特徴

非定型抗精神病薬

「主としてドーパミンD_2受容体とセロトニン受容体に作用する薬剤」が非定型抗精神病薬です。日本ではこれらを、①SDA（Serotonin Dopamine Antagonist／主にセロトニンとドーパミンの両方の受容体に作用する薬剤）、②MARTA（Multi-Acting Receptor Targeted Antipsychotics／複数の神経伝達物質受容体に作用する薬剤）、③DSS（Dopamine System Stabilizer／セロトニンとドーパミン受容体に作用する点はSDAと同じだが、ドーパミン受容体を遮断したあと、DSS自体が弱いシグナルを発生させて神経伝達する点に特徴があるもの）、④さらにこのDSSの機能のうちセロトニンへの働きを強めたSDAM（Serotonin Dopamine Activity Modulator）に分類しています（表5-5）。

表5-5　日本で処方される非定型抗精神病薬の分類

SDA
＊リスペリドン（リスパダール®）　＊ペロスピロン（ルーラン®）
＊ブロナンセリン（ロナセン®）
MARTA
＊オランザピン（ジプレキサ®）
＊クエチアピン（セロクエル®）（欧米ではSDAと分類されることもあります）
＊アセナピン（シクレスト®）
DSS
＊アリピプラゾール（エビリファイ®）
SDAM
＊ブレクスピプラゾール（レキサルティ®）

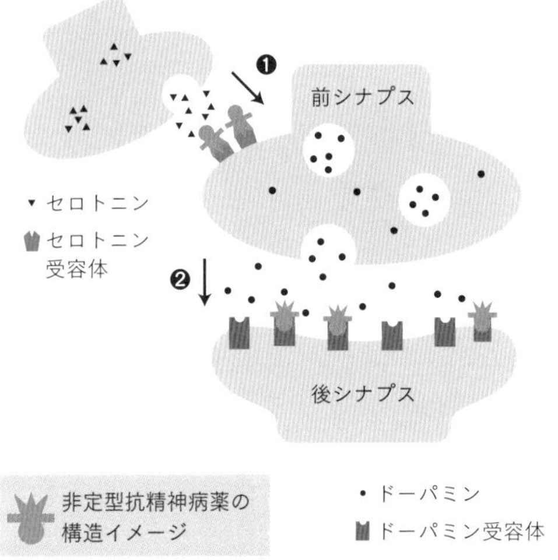

図 5-3　非定型抗精神病薬の作用機序

では、図 5-3 で非定型抗精神病薬についてみてみましょう（この図もイメージであることをお断りしておきます）。

図 5-3 は運動系副作用（錐体外路症状）の発現に大きく関与する「黒質線条体」部のドーパミン神経の制御機構と非定型抗精神病薬の作用のイメージを示しています。陽性症状が著明なときでも、黒質線条体ではドーパミンの放出は過剰になっていません。一方、定型抗精神病薬は症状に関係のない経路のドーパミン受容体の遮断も行ってしまうため、運動系副作用を引き起こしてしまうことは先にお話ししたとおりです（p.159）。

しかし、非定型抗精神病薬はそれとは違ったはたらきをします。**ドーパミン受容体遮断作用だけでなく、セロトニン受容体をはじめとするさまざまな受容体への遮断作用をもち、むしろ後者の親和性がドーパミン受容体に対する親和性よりも高いという特徴をもっています。**つまり、このセロトニン受容体に対する作用が、定型抗精神病薬と非定型抗精神病薬の大きな違いとなって現れるのです。

再度、図 5-3 をみてください。黒質線条体では、ドーパミンの放出をセロトニンが調節しています。セロトニンがドーパミン神経前シナプスの細胞にあるセロトニン受容体に結合すると、ドーパミンの放出にブレーキがかかります。非定型抗精神病薬は、ドーパミン受容体よりもこのセロトニン受容体への親和性が高いという特性をもっています。そのため、**❶非定型抗精神病薬はセロトニンの先回りをしてセロトニン受容体に結合し、シグナルが伝わらない状態をつくり出し、ドーパミン放出のブレーキが外れた状態（ドーパミンの放出を増やす状態）をつくり出します。❷次に、まだ結合していない残りの非定型抗精神病薬は、遅れてドーパミン受容体に結合します。しかしすでにドーパミンの放出量が多くなっているので、非定型抗精神病薬がドーパミン受容体を遮断しても、相対的に運動系副作用は生じにくくなるというわけです。同じことが漏斗下垂体系でも起きることで、高プロラクチン血症や性機能障害が生じにくくなると考えられています。**

しかしこの理屈でいうと、中脳辺縁系のドーパミン遮断も不完全となり、陽性症状に対する効果が得られないことになってしまいます。ではどのようにして効果を現しているのでしょうか。実は、**中脳辺縁系のドーパミン神経系は、調節するセロトニン受容体の分布が少ないのです。そのためセロトニンによる影響をあまり受けずに、ドーパミン受容体は過剰とならない程度に遮断され、抗精神病作用を発揮すると考えられています。**

こうした薬理動態から、非定型抗精神病薬は定型抗精神病薬より運動系副作用や陰性症状の悪化などを生じさせにくいといえるのですが、**この特性を活かすには条件があります。それは「至適用量」を守ることです。**非定型抗精神病薬を増量して投与していくと、セロトニン受容体、ドーパミン受容体双方の結合が飽和していきます。先にお話ししましたが、脳内のドーパミン受容体の占有（遮断）率が 70％以上を上回るような量（各薬剤の添付文書に規定された用量を超えた量）を投与すると、非定型抗精神病薬の特性は活かされず、定型抗精神病薬と同様の副作用が出現してしまいます。つまり、過量な非定型抗精神病薬は、定型抗精神病薬と同じはたらきになってしまうということです。

薬物療法開始時のアルゴリズム

日本臨床精神神経薬理学会は、これまで一度も薬物治療履歴のない精神病症状初回発現エピソードにおける急性期治療薬剤選択アルゴリズムを以下のように推奨しています。

第一選択薬は、アリピプラゾール（エビリファイ®）とし、十分な効果判定後に効果不十分とした場合の第二選択薬は、リスペリドン（リスパダール®）、パリペリドン（インヴェガ®）またはオランザピン（ジプレキサ®）から適切な薬剤を選択し、さらに効果や副作用のバランスを検討し、十分な効果が得られなかった場合には選択しなかったもう1つの薬剤を第三選択として検討するとしています。身体疾患などとの兼ね合いで禁忌に触れる場合などの詳細な条件が付されていますが、すべての薬剤の効果が不十分であった場合、最終選択としてクロザピン（クロザリル®）を選択することが示されています。これらのアルゴリズムは、“薬剤の治療効果だけ”に関する研究報告の大規模調査から導き出されたものであり、医療経済学が加味された費用対効果に関する研究報告が増え、今後新しい研究のエビデンスが示されれば、それらを考慮した新しいアルゴリズムが示されるため、絶えず最新の情報収集が重要になります。

新世代薬へ切り換えるべきか？

世界的には、精神病症状の治療を必要とする場合の、第一選択は新世代の非定型抗精神病薬です。その最大の理由は、副作用の発現率が少ないことに尽きます。

ただ、これまで第一世代の抗精神病薬で症状が抑えられ病状が安定しているケースでは、新しい薬剤に変更する必要はないと考えます。状態像（病状）、生活するうえでの支障、社会参加の程度から判断して、副作用の問題もないという場合は、薬剤を切り換えなければならない理由はなくメリットがないうえに、変更による一時的な不調、医療費負担の増加というデメリットのほうが大きいからです。

精神病症状に効果を示す新しい薬剤

1　ブレクスピプラゾール（レキサルティ®）

SDAM（Serotonin Dopamine Activity Modulator）という新しい分類で紹介された薬剤で、ドーパミンD_2受容体およびセロトニン1A受容体にパーシャルアゴニストとして、セロトニン2A受容体にはアンタゴニストとして作用する薬剤です。アリピプラゾールの精神病症状を改善する効果をさらに向上させ、陰性症状にも効果が高いという機能をもたせた薬剤です。近年、米国でアルツハイマー型認知症のBPSDのうち暴力や焦燥など、いわゆるADアジテーションに対しての効果が承認されており、神経系全体の機能低下における神経伝達の整流効果が特徴と考えられる薬剤です。

2　アセナピン（シクレスト®）

三環系抗うつ薬であるミアンセリン（テトラミド®）の化学構造骨格から派生した薬剤で、セロトニン2A、2C受容体とドーパミンD_2受容体への拮抗作用、セロトニン1A、1B受容体に対してパーシャルアゴニスト作用のある薬剤です。これら以外の神経伝達物質受容体にも親和性は低いものの多くの受容体にアクションを起こすため、MARTAに分類されています。親和性の高さから、セロトニン2A、1A受容体への作用が、ドーパミンD_2受容体作用より優位で、それぞれ認知機能の向上による陰性症状の改善、

第5章「抗精神病薬」がわかる

不安症状の改善、陽性症状の改善を示します。MARTAに分類される薬剤は、代謝への影響が強く、糖尿病や耐糖能異常のケースには禁忌ですが、アセナピンにはそのような制限はありません。陽性症状が著明なケースには向かない薬剤ですが、陰性症状が前面に出て、うつや不安症状も目立つケースに効果が高い印象の薬剤です。

3　ルラシドン（ラツーダ®）

ドーパミンD_2、セロトニン2A、セロトニン7受容体にアンタゴニストとして作用し、陽性症状や陰性症状を改善させる効果を示し、ヒスタミンH_1、ムスカリンM_1受容体にはほとんど親和性を示さないことから、鎮静や眠気が少なく、体重増加や代謝障害の発現リスクが少ない薬剤とされています。急性期の精神病症状への効果より維持期から慢性期の陰性症状の改善に効果が高いという印象の薬剤です。米国では双極性障害のうつ症状への改善効果に対して使用されることが多く、精神病症状の改善では、成人よりも若年層に用いられています。

4 治療効果を低下させる副作用

過鎮静

「鎮静」とは精神症状を抑え、静穏な状態に戻すことをいいます。しかし「過鎮静」とは読んで字のごとく過剰な鎮静状態で、抗精神病薬が治療有効域を超えた過剰作用域にあることをいいます。精神病症状は消褪していても、眠気やふらつき、倦怠感、疲労感など生活に支障が出るような状態となるため、精神病症状による苦しさとは違った不快が生じ、服薬を継続することを拒む原因となります。

抗精神病薬は種類を問わず、至適用量以上に投与すると治療において有用なドーパミン受容体の占有（遮断）率を超え、多剤併用療法では、各薬剤の用量が少なくてもドーパミン受容体占有は総和となるため、過鎮静は容易に発現します。また、抗精神病薬がもつその他の神経伝達物質受容体への作用を助長します。ドーパミン受容体への結合能が最大となり、占有率と薬剤の濃度曲線がプラトーに達すると、抗ヒスタミンH_1作用による眠気、抗ムスカリンM_1作用による認知障害、抗アドレナリンα_1作用による倦怠感などが過鎮静に含まれるようになります。抗精神病薬ごとに、それぞれの受容体への影響力は異なりますが、どの受容体への作用も、高用量になればなるほど大きくなることはいうまでもありません。

精神科を専門としない医師のなかには、抗精神病薬を投与すれば、必ず過鎮静が生じ、それはやむをえないことと誤認していたり、抗精神病の主作用が過鎮静だと勘違いして、過鎮静になるまで高用量を投与するケースが認められ、高齢者施設でトラブルが生じるケースを経験することが少なくありません。

急性期に、興奮が継続した結果、心身ともに疲弊しているケースでは、症状の改善よりも回復のために安静を保持する必要があります。そのような場合に、計画的に高用量の抗精神病薬を投与して、治療として過鎮静を利用しようという治療を行う場合はあります。しかし、それはあくまで一時的なものです。**治療への抵抗感をつくり上げてしまう不快な過鎮静状態は極力避けなければなりません。過鎮静の状態を恒常化させることは、現在の治療ではありえないことなのです。**

運動系副作用（薬剤誘発性パーキンソニズムと遅発性ジスキネジア）

かつて錐体外路症状（EPS：Extrapyramidal symptoms）とも呼ばれていた運動系副作用は、ドーパミン D_2 受容体遮断作用をもつ薬剤が投与されてすぐに生じる副作用である「薬剤誘発性パーキンソニズム」と、投与から数か月から年単位で遅れて発現する「遅発性ジスキネジア」に分けられるようになってきています。誘発機序、発現時期、その回避方法や対症療法が違うことから分けて考えても、この分類は妥当な分類と考えられます。

1　薬剤誘発性パーキンソニズム

延髄に錐体という部分があります。そこには筋肉を動かそうという人の意思を伝える神経の線維が通っていて、この神経の通り道を錐体路といいます。人は運動という行為のなかで、動かした筋肉を“思った位置まで動かしていく”という随意の行為しか自覚していませんが、実は筋肉を“ちょうどよい位置に止める”という不随意の隠された行為があり、この2つの行為から運動は成立しています。この後者を司る神経線維群が通る道を錐体外路といいます。人の繊細な動きは、錐体外路系が主役であるといっても過言ではないのです。錐体外路症状とは、不随意運動の障害で、運動の円滑さが制御できなくなった状態です。

黒質線条体は、黒質から大脳基底核までをつなぐ経路です。正常な黒質線条体経路では、コリン作動性神経による「興奮」と、ドーパミン神経による「抑制」との均衡がとれており、運動（動作）のタイミングが調節されています。**しかし、黒質線条体のドーパミン D_2 受容体の8割近くが抗精神病薬によって遮断されると、その均衡が崩れ、アセチルコリンの遊離を抑制できなくなり、興奮の信号が過剰に伝達されてしまいます。そのために大脳基底核が担っていた運動の調整機能が作動しなくなり、運動系副作用が起きます。**その症状を3つに大別したものが以下です。

・アキネジア：筋緊張が亢進して筋肉がなめらかに動かず運動が減少するもの（筋強剛、振戦、小刻み歩行、すりあし歩行など）。
・ジストニア：筋緊張が異常となり、強直、捻転が生じ奇妙な姿勢となる。抗精神病薬の投薬初期や増量後の早期にみられる。
・アカシジア：手や足に不快感が生じ、とくに足の不快がひどいために歩き回り、じっとしていることができない（静座不能）状態。

◎対症療法

上記の症状の原因は、アセチルコリンの遊離が抑制できなくなり、興奮の信号が過剰に伝達されることですから、その対症療法として抗コリン薬を投与することで軽減されます。精神病症状も運動系副作用も生活に多大な支障をきたすため、両方を改善させるためにはセットで投与するしかないのが現状です。ところが、この抗コリン薬にも副作用があります。それは認知機能を低下させる副作用です。副作用を改善する薬剤によって、新たな精神症状を引き起こすという本末転倒な状態を招くため、精神科医をジレンマに陥らせます。

PLUS ONE

抗コリン薬（抗パーキンソン病薬）

薬剤誘発性パーキンソニズムは、抗精神病薬によって黒質線条体のドーパミン D_2 受容体が遮断されてしまった結果、アセチルコリンが過活動になることが原因で出現することはすでに説明しました。アセチルコリン過活動を是正するのですから、アセチルコリン受容体を遮断すればよいと考えるのは妥当で、抗コリン作用のある抗コリン薬を対症療法として用いるのです。

抗コリン薬が効いてほしい部位は、黒質線条体だけなのですが、当然その他のアセチルコリン神経系にも影響を及ぼしてしまいます。アセチルコリン神経系は、記憶や認知機能を司っているため、悪影響としてこれらの機能が低下させられてしまいます。それらが統合失調症の主症状である陰性症状と酷似していることから、抗コリン薬による二次性陰性症状と呼ばれています。

さらに、コリン作動性神経は中枢のみに存在するのでなく、さまざまな臓器の生理的機能に関わっているため、抗コリン薬は全身に思わぬ影響を与え、二次障害を引き起こします。そのため、投与中は絶えず全身の観察を行い、変化がないかの確認を行う必要があります。

抗コリン薬は、抗精神病薬の用量調整を慎重に行い、極力使わないことを念頭に置き薬物療法を行います。すべての方法（抗精神病薬の単剤化、用量減量、変更などによって過剰なドーパミンの遮断をやめること）を試した結果、それでも副作用が防げないときの「切り札」と考えて使用するべきです。そして、やむをえず使用する場合でも、ごく少量から使用し、アセチルコリンが必要以上に遮断されることによる二次障害の兆候がないかを密に観察しながら用量調節をしなければなりません。ところが、抗精神病薬のほとんどがドーパミン D_2 受容体遮断作用をもっているため、薬剤誘発性パーキンソニズムが生じる可能性があります。このため、抗精神病薬を処方する際に、服薬アドヒアランスを不良とさせないためという理由で、予防的に抗コリン薬をセットで投与する精神科医が未だに存在します。

抗コリン薬はそのやめ方にも注意が必要です。副作用の少ない薬剤への切り換えや、高齢となり、ドーパミン D_2 受容体遮断作用の用量を減じたことに伴い、それまで用いられていた抗コリン薬を一度に全量中止してしまうとアセチルコリン神経系に急激な不均衡を生じさせ、コリン作動性リバウンド症候群を生じさせます。その症状は、抗精神病薬の副作用とは全く違った、今までに経験したことのない症状（インフルエンザ様と称される症状）を引き起こすことがあるので注意が必要です。抗コリン薬を減量・中止する際は計画的・段階的に漸減していく必要があります。

2　遅発性ジスキネジア

抗精神病薬を長期間（数か月から数年）服用したあとに急に発現する症状ですが、明確な発現機序は解明されていません。大脳基底核の運動に関わる線条体のドーパミン神経系のドーパミン D_2 受容体が長期に遮断されたことに反発するように、ドーパミン D_2 受容体の感受性やドーパミンの放出量のどちらかまたは両方が上昇することによって、シナプスの伝達速度が調整されず、自動車の運転に喩えると短い距離の区間を急発進・急加速を繰り返すようなアクションを起こしてしまう状態になっていることで、動きのぎこちなさや連続した速い不随意運動が生じると考えられています。

特徴的なのは、口部にみられるオーラルジスキネジアで、何も食べていないのに絶えず口をモグモグと咀嚼運動のように動かしたり、舌を出したり戻したりを繰り返したりする非常に目立つ動きであるため周りから注目され、ストレスとなります。そして、そのストレスや緊張が高まると症状は悪化するという悪循環から、対人接触を避けて引きこもってしまうという二次的な問題も生じます。随意運動つまり会話など声を出しているときは、比較的症状が緩和されることも多いのですが、口の周囲の筋肉の使い方の協調が取れず、会話が困難になるケースもあります。

◎対症療法

近年、遅発性ジスキネジアの治療薬としてバルベナジン（ジスバル®）が薬事承認されました。バルベナジンの薬理発現機序は、ドーパミン神経の前シナプスにおいて、ドーパミンを再取り込みしているトランスポーター（シナプス小胞モノアミントランスポーター2型：VMAT2）を阻害することで、過剰に放出されるドーパミンの

第5章 「抗精神病薬」がわかる

内包（貯蔵）量を減じさせ、結果として放出過剰状態を是正して症状を改善させるというもので、上記の遅発性ジスキネジアの発現原因と想定されている機序とも合致しています。またドーパミン D_2 受容体を遮断しないことは、更なる未知の副作用を発現させないという点でも有用性が高いと考えられています。

バルベナジンは、中枢神経系に局在してドーパミンを優先的にシナプスへと輸送するモノアミントランスポーター、すなわちVMAT2のみを阻害します。末梢神経系にあるモノアミントランスポーターも阻害されると末梢性の副作用が発現しますが、それがないことも特徴といえます。

悪性症候群

1　悪性症候群とは

最初にこの症候群を報告したのは、フランスの精神科医Jean Delay（ジャン・ドレー：1952年、クロルプロマジンによる統合失調症の治療効果を初めて正しく評価し、精神科薬物療法の時代の幕を開けたといわれる人物）です。

悪性症候群は向精神薬の副作用のなかで最も重篤な副作用です。向精神薬のなかでも抗精神病薬での発生頻度が高く、そのなかでも急激な薬剤濃度が変化する注射薬の投与（筋肉内注射）後によく認められます。

特徴的な所見は、40℃以上の高熱、筋肉の強剛ですが、強剛が続くと筋肉の細胞が破壊され、細胞内の酵素が血液中に流れ出るため、血液検査ではその酵素であるCK（CPK）の値が著しく高くなる特徴があります。検査所見でCK値高値と白血球の増多が認められたときには、症状が明確でなくても、悪性症候群と判断し即、対処しなければ致命的となることがあります。また、電解質異常についてはカリウムの値が上昇傾向にある場合は、急性の心不全に移行する可能性が高いため、輸液や場合によっては透析などを行っての厳重な身体管理を要します。

前駆症状として、発汗、頻脈、無動・緘黙、筋硬直、振戦、言語障害、流涎（唾液の分泌過多）、嚥下障害などがみられることが多いので、これらの症状が発現するのを見逃さず、早期発見することで重篤な状況に至ることを防ぎます。

※資料

厚労省が示す「重篤副作用疾患別対応マニュアル」には、『精神神経用薬（主に抗精神病薬）を服用中に、高熱や意識障害を起こす「悪性症候群」が発症することがあります。何かのお薬を服用していて、次のような症状が同時に複数みられた場合には、医師、薬剤師に連絡して、すみやかに受診してください。

「他の原因がなく、37.5℃以上の高熱が出る」「汗をかく」「ぼやっとする」「手足が震える」「身体のこわばり」「話しづらい」「よだれが出る」「飲み込みにくい」「脈が速くなる」「呼吸数が増える」「血圧が上昇する」』という内容の悪性症候群の兆候かもしれない変化に対しての注意喚起が示されています。

2　悪性症候群の発現機序

悪性症候群の発現機序はいまだに解明されていません。黒質線条体や視床下部での急激で強力なドーパミン受容体遮断によるドーパミン神経系とその他のモノアミン神経系の協調・調節障害、または急激なドーパミン受容体遮断によりセロトニン神経系が機能亢進となった結果、二次的な協調・調節障害のために生じると考えられています。

PLUS ONE

悪性高熱

表記も似ていて間違われやすい「悪性高熱」は、発症機序の仮説も「悪性症候群」の発生機序の仮説と共通している点があります。それは、「ドーパミン神経系とセロトニン神経系の不均衡」です。

悪性高熱は、中枢神経に作用する麻酔薬（NLA：Neurolept Anesthesia）の使用後の回復期に発生します。手術による侵襲で炎症が生じることにより、部分的には高熱となることはありますが、全身が高熱となることはありません。麻酔中は神経遮断が起きているため、体温調節機能を司る中枢神経系は抑制されて、麻酔中の体温は低い状態にあります。麻酔効果がなくなって回復する際には、体温を上昇させる必要がありますが、その熱源は筋肉を収縮させることです。悪性高熱は、その調節不調が生じた結果、低熱から平熱を超えて高熱に転じて発症します。高熱に転じる機序は2つ考えられており、1つは、抑制されていた神経系が再作動される際にドーパミン神経系とセロトニン神経系がともに亢進してしまい、ドーパミンのもつ体温を下降させる作用と、セロトニンのもつ体温を上昇させる作用が不均衡を起こして高熱症状が発現するという考え方（これが悪性症候群発生機序仮説と同じ機序）、もう1つは筋細胞の筋小胞体からのカルシウム遊離が異常に促進される遺伝的な因子があり、異常な収縮が継続することで高熱となってしまうという考え方です。また、これらが同時に生じているという考え方もあります。

3　悪性症候群発現のリスク因子

悪性症候群の発現頻度は1％未満であることから、統計学と薬理遺伝学的見地からは個体のもつ脆弱性によるリスク因子があると考えられています。

また、悪性症候群が発症するほとんどのケースに、発症の7～10日前から普段と異なった健康状態として、**低栄養、脱水または過飲水、そして疲労**（不眠や躁状態による睡眠不足）**がみられ、**これらの状態も発症のリスク因子となります。

このような状態がすべてそろわなくても発症することはあるので、1つでも兆候として観察された場合には、直ちにそれを是正することによって悪性症候群の発症を抑制することができると考えられます。

4　悪性症候群の治療

治療は以下の3つを同時に行います。**①すべての向精神薬を中止する、②輸液と身体管理を行う、③ダントロレンナトリウム（ダントリウム®）を投与する**ですが、これらはすべて同時進行で行われるべきで、①〜③の優先順位はありません。ダントロレンナトリウムには注射剤とカプセル剤が存在しますが、重篤で急激な悪化によって死亡するリスクが高い症候群であるため、全身に薬剤が速やかに作用する必要から、注射剤から開始します。注射剤での治療は、初回40 mg投与の後20 mgずつ増量し、経過を観察します（※1日投与総量を200 mgまでとし、最長でも7日間）。

途中で症状が軽減され、嚥下困難がなくなった時点で内服へと移行することも考慮します。悪性症候群の症状の消失を確認しながら、向精神薬の再度投与が必要であるならば、発症前の薬剤群は可能な限り避け、精神症状への効果と悪性症候群の再燃を慎重に確認しながら、薬剤を選択して、新しい選択薬を投与開始します。初回は効果最少用量から開始し、ゆっくりと増量した後に、2〜3週間かけてダントロレンナトリウムは中止します。悪性症候群は起こさないことが大前提ですが、もし起きてしまったときは速やかな対処治療が必要になります。

PLUS ONE

ダントロレンナトリウムの作用機序

筋肉が収縮するとき、筋肉細胞にある筋小胞体からカルシウムが遊離します。悪性症候群ではこのカルシウム遊離が暴走し、筋肉の強剛が起こっています。ダントロレンナトリウムの作用としては、末梢の骨格筋に直接作用し、カルシウムの遊離を阻害することで、筋弛緩作用を示し、症状を速やかに改善しますが、悪性症候群に対する治療効果作用は次のように考えられています。

Gaillardらの研究結果*によると、ダントロレンナトリウムは細胞膜の構成物質であるリン脂質の分子間結合を強化することが電子顕微鏡レベルで証明されていることから、上記筋弛緩作用によって筋強剛が消失した後、悪性症候群により損傷した細胞膜を分子レベルで修復することによって悪性症候群への治療効果を示すと考えられます。

*Gaillard S. et al.: PNMR and freeze fracture studies of sarcoplasmic reticulum membranes from normal and malignant hyperthermic pigs; Effect of halothane and dantrolene, Arch. Biochem. Biopsy, 294, 154-159, 1990.

高プロラクチン血症

プロラクチンは、脳下垂体から分泌されるホルモンで、下垂体は視床下部からコントロールされ、その視床下部はドーパミン神経によってコントロールされています。プロラクチンは、ヒトでは乳汁分泌ホルモンといわれていて、普段の生活では大量に分泌されないようにブレーキがかけられています。視床下部が妊娠したことを察知すると、そのブレーキが解除され、プロラクチンが分泌され、乳汁の産生を促すのです。

ところが、抗精神病薬によってドーパミン受容体が遮断されると、視床下部−下垂体系のブレーキが解除されて、プロラクチンの産生が促進され、高プロラクチン状態になります。このため、妊娠もしていないのに乳汁が漏れ出たり、無月経になることがあります。妊娠することのない男性でも、乳房が腫脹して痛みを感じたり、乳汁が漏出したりすることがあるのです。

高プロラクチン状態になるかどうかは、高用量の投与が一番の原因ですが、それ以上に個人差が大きく、血液検査によって高プロラクチンが確認されても乳汁漏出や無月経が認められないケースは少なくないのです。

高プロラクチン血症で、乳汁漏出や無月経の発現頻度の高い薬剤はスルピリド（ドグマチール®）で、高用量では、多くのケースで乳汁分泌が認められます。高プロラクチン血症では、男性でも著明に症状が出現し、ホルモンバランスが元に戻るのには、時間を要するという点を知っておくことが重要です。

そのほかプロラクチン値が上昇すると、食欲増進がみられ体重増加につながることがあります。元より肥満傾向にあるケースや意欲低下などで活動量が低下しているケースで、高プロラクチン状態になると、糖尿病や心疾患の発症を助長することがあることにも留意が必要です。

性機能障害

日本ではいまだに性機能の変化に関する相談には抵抗がある上に、性機能が精神活動と密接に関係しているという知識をもっている人も少ないことから精神科で性機能の問題を相談する人は少ないのが現状です。精神病症状を改善する薬剤の多くに性機能の低下が副作用としてみられます。男女問わず性機能障害は生じると考えられますが、男性の場合は非常に明確に自覚できる症状があるため悩んでいる方も多いようです。

個人差はありますが、性的な興味（興奮）の抑制、勃起障害（持続障害）、射精障害など個人差があります。これらは、経験した当事者でないとわからない苦痛なのです。

性機能障害が生じるとき、血液検査では高プロラクチン状態であることが多いのですが、プロラクチンだけで起きる問題ではなく、ノルアドレナリンが絡んでいます。精神病症状を改善する薬剤は、ドーパミン受容体遮断作用だけでなく、ノルアドレナリン受容体親和性をもつ薬剤も多く、ノルアドレナリン系神経伝達物質受容体を遮断するため、興奮が制御され、高プロラクチン状態と相まって作動性の性機能障害が発現します。

起立性低血圧

性機能障害の項目でも述べましたが、ドーパミン受容体遮断作用のある薬剤の多くがアドレナリン受容体にも作用します。種類によっては、アドレナリン受容体 α_1 を強く遮断する作用をもつ薬剤があり、これによって血圧は常に下がり気味となります。

血圧が低い状態で急に立ち上がると、脳に送り出される血液に圧力が伝わらず、相対的に脳虚血状態となって立ちくらみやめまいなどの症状が現れます。重症になると意識を失って転倒し、外傷や骨折の危険性もあります。

薬剤の増量による鎮静と血圧の低下による不調は鑑別が難しいため、必ず臥位と座位での血圧を測定し、起立性低血圧の診断基準である収縮期血圧 20 mmHg 以上、拡張期血圧 10 mmHg 以上の低下が認められれば、用量を減じるか、変更するかを考慮します。それでも改善しない場合は、対症療法としてミドドリン（メトリジン®）などを処方して経過を観察します。

治療効果を向上させるための剤形選択

剤形による特徴と、どのように剤形を使い分けているのか以下に説明します。

注射剤

注射剤にはハロペリドール（セレネース®）、レボメプロマジン（ヒルナミン®）があります。現在では、当事者とその支援者や関係者から納得を得たうえで治療が行われるのが一般的ですが、1990年代前半までは、治療者の指示どおりに服薬させることが急性期の不安定な状態を改善する最良の方法であると考えられていました。そのため、治療に難色を示し、拒薬することに対して注射剤を用いて、強制的に抗精神病薬を投与する（筋肉注射）治療が頻繁に行われていた時期があります。

注射剤の特徴は、確実に体内に薬剤を注入することができ、ある一定の時間は貯留できること、そして消化管を介して分解吸収される散剤や錠剤より効果発現が速いことがメリットです。しかし注射をされることから受ける“強制”のイメージや施行（施注）時の事故などを考慮し、現在では不穏や興奮状態ではないものの昏迷状態や意識変容状態で服薬が困難な場合に用いられています。

持続注射剤（LAI：Long Active Injection）

効果が持続する注射薬剤を最近はLAIと表しますが、以前はデポ剤と呼称していました（デポとはフランス語のdépôtに由来し「保管所」という意味です。デポ剤は一度注射すると体内に“保管”され、ゆっくりと作用して、長期間効果を現すという性質を表しています）。日本で使用できるLAIは、持続期間がおよそ1か月間のハロペリドール、フルフェナジン、パリペリドン、アリピプラゾールの各注射剤と2週間持続のリスペリドン注射剤の5種類です。メリットとしては、服薬を忘れがちなケース、就労上服薬する時間が限定されて血中濃度が安定しないケース、服薬するたびに疾病のスティグマを感じてストレスを覚えるケースなどで、一度の筋肉注射で長期間服薬をしないで済むという効果を発揮する点です。デメリットとしては、LAIは一旦施注されると効果が消失するまでに時間がかかり、強制的にフラッシュする（洗い流す）ことができないので、LAI薬が原因で生じた有害事象（とくに先に述べたような悪性症候群など）が出現した場合に、対処が非常に困難となる点と、注射をできる部位が限定されているため、施注部位に硬結が生じる点です。

◎施注時の注意事項

三角筋や中殿筋が、LAI施注部位ですが、体格によっては筋層が薄く、針の刺入深度によって血管や神経に接触することがあります。痛みを訴えた場合は即、針を抜きます。注射針が神経に触れているだけでなく、薬剤が浸透圧で神経自体に影響を及ぼしている可能性もあるため、施注部位を変える必要があります。またLAIは、代謝を調節するために粘度を高めているものや、懸濁させて使用するものがあるため、シリンジプランジャー（押し子）を押すのに、結構な力が必要です。力を入れながら押すと針先位置は動きやすいことも想定して施注します。

注射剤を施注した後その部位を揉むか揉まないかについてですが、薬液を広範囲に拡散させて周囲組織に浸透させる必要のある薬剤は“揉む”必要があります。“揉む”ことで毛細血管から浸透圧で薬液の血管内への吸収を促進させることができますから、即効性を求める前項の単回注射剤では揉むことで効果発現時間が早まります。

LAIは、薬剤のゆっくりとした吸収を特性としているのですから、基本は“揉まない”でよいです。懸濁注射剤であるパリペリドン、アリピプラゾール、リスペリドンの各注射剤の添付文書には、揉むことによって局部に急激な濃度上昇が生じることで組織障害が生じることがあることから、明確に“揉まない”ことを注意喚起しています。

PLUS ONE

ハロペリドールデカン酸エステル注射剤

ハロペリドールのLAI（デポ剤）は、添加物にゴマ油が使われています。ゴマアレルギーや植物過敏アレルギー体質のある人に使用すると、アレルギー反応を起こすことがあるため、事前にアレルギーの問診は詳細にしておくとよいでしょう。

内用液（Oral Solution）

液剤にはハロペリドール、リスペリドン、アリピプラゾールがあります。以前は、病識がないことで治療を拒否するケースや、症状が軽くなると拒薬しがちなケースに対し、家族が本人に内緒で食事や飲み物に入れて何とか精神症状を改善させようとしていた時代がありました。このような投与方法について製薬会社は、推奨しないにしても有用であるかのように、リスペリドン内用液が登場した時代のプロモーションで、飲み物に混ぜても味も色も変化しないなどという特色の記述をしていました。しかし、本人が何らかのきっかけで食事や飲み物に薬剤が混入されていることを知ってしまうと、被毒妄想が助長されるなど、さらに悪い結果を招く恐れも多く、推奨できる投与方法ではありません。

リスペリドンとアリピプラゾールの液剤は散剤や錠剤よりも吸収が早く、症状に対しての効果発現が早いといわれています。実際に不調を感じた場合の頓服として、抗精神病薬の錠剤と液剤の服用を両方経験している方は、液剤のほうが効果発現は早いと感じています。また、携行可能な分包包装があることや服用時に水がいらないことは非常に有用であり、錠剤から液剤への変更を指定されることも少なくありません。

ストレスによる刺激等による一過性のドーパミン量の増加で不調を呈する場合に、頓服薬として用いられることが一般的です。

アリピプラゾールは、ドーパミンD_2受容体のパーシャルアゴニストであり、ドーパミンD_2受容体遮断作用が主たる精神病症状治療薬（抗精神病薬）との併用でも作用機序が違うことから過剰遮断とならず、多くのケースで用いやすい薬剤と考えられます。

口腔内崩壊錠

口腔内崩壊錠には、リスペリドン、オランザピン、アリピプラゾール、ブレクスピプラゾールの製剤があります。口腔内の唾液で速やかに崩壊するため、水なしでも服用することができます。仕事や学業で多忙なとき、移動中で水を用意できないとき、高齢者や嚥下機能が低下しているケース、就眠前の服用で水を飲むと夜間の排尿で睡眠に支障が出る場合など、用途が多いことがメリットです。**口腔内崩壊錠が錠剤や散剤に比較して効果発現が早いということはありません。**

徐放錠

徐放剤の多くは、消化管内を移動していく間に徐々に放出されるように、薬剤を添加剤でコーティングする、水分浸透圧を利用したカプセル、顆粒状にするなど、効果成分の吸収速度を緩徐にして効果が長時間持続するように設計されています。緩やかに効いていく薬剤のため、1日1回の服用で治療効果を示します。この剤形の抗精神病薬にはパリペリドン（インヴェガ®）とクエチアピン（ビプレッソ®）の製剤がありますが、後者は双極性障害におけるうつ症状の改善にしか適応がありません。

近年は薬物療法を継続しながら、社会参加する人、とくに一般就労する人は増えていますから、個々の生活リズムに合った薬物の服用方法を考えるとき、このように剤形の選択肢が増えることは非常に望ましいことです。

薬理学的作用の正しい理解の重要性

現在も新薬は開発され続けていますが、根治療法となる薬剤ではありません。あくまで対症療法としての治療薬ですから、長期に継続して服用しなければならないことに変わりはありません。

薬物療法の効果判定は、医師が診察したときの当事者の情報だけで行うのではなく、取得可能なすべての情報を交えて、総合的に行うことで精度は上がります。日常の動き（生活の様子）などは、医師には知りえない大切な情報です。軽度の副作用症状は、生活のなかに隠れていて、それが長期的には生活の質を低下させます。副作用のなかには、発見が遅れると致命的な問題となるものもあります。薬理学的作用と副作用を関係者全員が正しく理解してもらうことで発現のサインを観察と洞察力で早期発見することが可能になり、生活の質を向上させます。正しい知識をもってサポートすることはコミュニティ全体を豊かにすることにつながるのです。

抗精神病薬へのQ&A

＊よく聞かれる質問や疑問に、このように答えています。

Q 薬の効果があまり感じられないのですが、もう1回分追加して服用してもよいのでしょうか？

A 抗精神病薬の症状への効果を判断するには、種類と量の2つの要素を考える必要があります。処方されている薬剤の種類選択が適切でない場合には、質問のように追加して量を増やしたところで効果は期待できません。それどころか過量摂取となってしまうことで、思わぬ副作用の出現を招くおそれもあります。ですから自己判断での服用の追加は非常に危険です。また、この質問とは逆に、効きすぎている（過鎮静）状態だからといって中止することも危険です。

薬剤の効果に疑問を感じたときや副作用などの問題が生じたときは、必ず処方医にその旨を伝えて、どのようにするべきかを納得するまで話し合って決めるようにしてください。

Q 薬の効果は薬を飲み始めてからどれくらいで現れるのでしょうか？

A 効果の感じ方には、個々人の治療に対する期待の違いが関係するので一概にはいえません。また、病気の症状（とくに幻覚・妄想などの病的体験）に対して当事者が自覚をもたない場合には、何かを改善させたい、症状を取り除きたいというモチベーションがないために、効果の実感がリアルタイムで語られることはありません。

さらに妄想などは薬で完全に消すことが（是正することが）でき

ないことも多いので、何をもって「効果が現れた」とするかによって判断は異なります。この点について当事者が効果を実感しているというのは、妄想はあったとしても“気にならなくなった”状態を「よくなった」ということが多いようです。

薬は、劇的に即効性を示すものから、じわりと効果を示す維持期に用いるのが最適なものまで、特徴はさまざまです。症状には効果を示しても副作用が強すぎるなど、適切な薬がみつかるまでに非常に時間がかかる場合もあります。

新薬の有効性を判定するには、最低８週間の経過観察を要します。そのことから考えても８週間は必要であることを説明します。

Q 薬を飲み忘れたのですが、そのままでよいのでしょうか？ もし飲むならいつ飲めばよいのでしょうか？

A これはよく問われる内容です。近年薬物療法による効果が高くなり、回復して仕事に復帰するケースが増えるにつれて、このような質問が多くなりました。また、病状も安定して旅行や遠出する方が増えると、普段決まった時間に服用し、服用には細心の注意を払っているにもかかわらず、出先で紛失したり、持参するのを忘れ、結果として質問のような状況となってしまうケースが少なくないようです。

さて、質問に対しての答えですが、１回分の服用が抜けたことで大きな問題が起きたという経験はないのですが、できるならば服用し忘れたと思い出した時点で速やかに服用することをお勧めします。ただし、その薬を処方されたときに、「この薬は必ず午前中に服薬してください」といったように、医師から何か服薬に関して注意事項を告げられた覚えがある場合や、薬剤情報に時間指定や特別な服用方法や注意の記載がある場合は別です。その注意を守ってください。

また、気がついた時点ですぐに飲むと次の服用時間までの間隔が短くなってしまう場合があると思います（例えば、昼食後の薬を飲み忘れたが、もう夕食間近で、次の服薬時間まで1時間しかないなど）。そうした場合は、服薬の間隔がおよそ3時間は空くように、上手に時間をずらして次の服用をしてください。そうすれば支障が少ないと思われます。

夕食と就眠までの間が極端に短いライフスタイルの方の場合は、夕食後薬と就眠前薬をほぼ同時に服用することになり、ほとんど時間が空けられないかもしれませんが、服用しないで不調を招くよりはよいと思います（常にこのような状態である場合は、担当医に相談し、服薬用法を変更してもらうことを勧めます）。

忘れるという行為は人間誰にでもあることですから仕方ありませんが、治療者側の欲を言わせてもらうなら、症状安定のためには絶対に服用を忘れないでほしいというのが本音です。

Q **粉の薬を飲んでいるのですが、少し残ってしまうことや、こぼして量が少なくなってしまうことがあります。効果に影響がありますか？**

A 質問の「粉の薬」の成分がはっきりしないので非常に答えにくいのですが、頻繁に薬が残ってしまうようなことが起きるのは問題です。処方した医師はすべての量を服用していることを前提に、症状をみて効果判定をしていますから、処方した量と症状への効果の判定が相関しなければ治療に影響します。錠剤が服用できないという特殊な事情がないかぎり、このような場合は錠剤の処方に切り換えてもらうことが望ましいと考えます。海外では錠剤かカプセル剤がほとんど（いわゆる粉の薬は違法なものと疑われる）なので、錠剤だけで治療は可能なはずです。

Q 同じ薬を飲んでいるのに、私は食後に飲むように説明され、友人は食前に飲むようにといわれました。なぜでしょう？

A 薬剤を食事の前後いずれかのタイミングで服用するのにはいくつかの理由があります。食事を摂ることによって吸収やその代謝が最大になるものは食前に服用します。また食事の影響は受けないものの、胃炎を起こしやすい体質や消化器症状が現れやすい体質の方には食後の服用が望ましいとされています。しかしながら、向精神薬全般では食事の影響を著しく受ける薬は限られた種類しかありません。食後に服用する一番大きな理由は、"服用を忘れないため" だと思われます。

質問にある「同じ薬」というのが向精神薬だけのことで、他にも内科薬などが処方されているとすれば、そうした薬のなかに食前に服用しなければならないものがある可能性はあります（例えば、糖尿病治療薬のなかには、食事の前に服用することで糖分の吸収を抑制し血糖の是正に効果を表すものがあります）。そうしたことが理由ではないでしょうか。

もし処方内容が完全に同じなのにもかかわらず、服用方法に違いがあるならば、明確な理由は処方した医師にしかわかりません。

Q 夕食時にお酒を飲みますが、どれくらいの量なら飲んでもよいのでしょうか？ 薬はアルコールと一緒に飲んだらいけないとよく聞きますが、何時間空ければ服用しても大丈夫ですか？

A この２つの質問に対しての答えは同じです。薬物療法を受けているときは、どんな薬であっても飲酒は絶対に禁止です。アルコールにより体内で薬剤の代謝に影響が出て思わぬ副作用が発現することがあるからです。また、アルコールは脳（中枢神経）に大きく影響を与えるので、たとえ薬剤の動態に影響を及ぼさなくても精神症状を悪化させます。アルコールはリラックスさせたり睡眠を助ける道具のように思われることが多いのですが、それは大きな間違いです。治療中はいかなる場合も飲酒は禁止です。また、飲酒したので問題が起きないように治療薬の服用を見合わせた、などというのは本末転倒で、もってのほかです。

Q 風邪気味なのですが、市販の風邪薬を服用してもよいのでしょうか？

A 薬はどのようなものでも複数種を同時に服用すると、程度の差はありますが相互作用が生じます。医師が薬を新たに出すときは、重大な相互作用が引き起こされないかどうかを検討してから処方しています。

市販薬の風邪薬の多くは単一成分でなく、効果は強力ではありませんが、さまざまな症状を緩和するための複合薬であることが多いので、何が起こるかを予測するのは不可能です。ですから、風邪薬にかぎらず市販薬を服用する場合は必ず担当医に相談するようにしましょう。自己判断で服用するのは避けたいものです。他の病気で精神科以外の科にかかって治療を受けるような場合は、服用中の精神科の薬そのものを持参するか「お薬手帳」を持参し、「服用している薬があります」と伝えることを忘れないでください。

LECTURE

薬剤特性の相補的組み合わせによる治療効果の向上と副作用の低減

単剤治療と新しい治療指針

旧世代の薬剤は、選択特性はないに等しく、とにかくドーパミン D_2 受容体遮断作用の強さありきで、その他のさまざまな神経伝達物質に関連する作用はあまり問題とされず、それが多彩な副作用症状を発現させていました。

その時代の日本における精神科薬物療法は、症状が改善しなければ、新しい効果が報告された薬剤を加えて治療し、それが原因で副作用が生じれば、それらに対症療法としてさらに薬剤を追加するという治療が疑問視されることなく行われていました。"多剤併用療法" は当然の薬物療法の姿だったのです。

薬理学的作用機序が明確にされていなかった当時の製薬会社のプロモーションは今ではありえないもので、新しい薬剤の登場といっても基本的には "ドーパミン遮断率" の微妙な違いにすぎないにもかかわらず、「この新薬は妄想のなかでも○○妄想に効果があります」などという謳い文句が公言されていました。そして1990年以前に精神科医となった人の多くは、精神病理学を中心とした考えで治療にあたっており、診断の正確性は現在より優れていたかもしれませんが、薬理学を不得手とする人が圧倒的に多かったのです。

ところが、90年代に入り生物学的手法がさまざまな研究に応用されるようになると、状況は一変し、90年代半ばから、ドーパミン D_2 受容体遮断作用は有していても強力でなく、その他の受容体に対しての親和性が強すぎない程度で作用する薬剤が登場します。副作用の発現を低減することが可能な薬剤が承認されると、1剤でもコントロール良好なケースが報告されるようになり、それまでの多剤併用療法は、治療を受ける側に経済的、身体的な不利益を与えるため、推奨できないという考え方が台頭し、精神科薬物療法のスタンダードは単剤薬物療法へと変化してきました。2007年度の日本精神神経学会では多剤併用療法への問題提起がなされ、その内容はメディアでも大きく取り上げられ一般の人にも知られるところとなりました。

それから16年経った現在、さまざまな研究から、“単剤治療が唯一最善の薬物療法ではない”という、さらに新しい知見が示され、精神病症状への薬物療法の指針に変化が起きようとしています。誤解がないように記しますが、これは多剤併用療法に回帰しようという内容を示すものではありません。

1つの薬剤による治療では対応できないケースの存在

多剤併用療法が治療として疑問視されなかった時代は、鎮静と陽性症状の改善にとらわれすぎていた時代です。そして次の時代は、陽性症状、陰性症状の改善と副作用を発現させないことを3つの柱に掲げ、次世代薬（いわゆる“非定型抗精神病薬”）を単剤で用いることが推奨された（本書の第4版でもその利点を説明していました）時代です。

実際に多くのケースで処方内容が見直されました。しかしながら、新世代の薬剤は、旧世代薬と比較して、作用的に“キレが悪い”と感じる部分があり、はっきりとした効果がわかるようになることを期待して増量しても思うような効果が得られないばかりか、増量中のある瞬間から旧世代の薬剤で見慣れた副作用が出現し、ときにはその副作用が対症療法でも改善しないというケースが、一定の割合で存在することが経験則からわかってきます。ではそのようなケースはすべて薬剤抵抗性の難治症例なのでしょうか。

非定型抗精神病薬の効果の限界

旧世代薬の多剤併用では、症状の改善に不足を感じて薬剤を追加してきました。これは、ドーパミン D_2 受容体遮断率だけを上げている状態で、精神病症状のうち陽性症状は改善されても、副作用は強く、過鎮静が生じ、二次性の陰性症状をつくり出すというのが最終的な形となります。これに対し、新世代薬は、「単剤で投与しなければ特性が活かせない」という共通の理解から、それを厳守して用いられるものの、症状の改善に不足を感じて許容範囲まで増量しても実際の効果は上がらず、新世代薬に特有の肥満や耐糖能異常という代謝（身体）に不可逆な副作用が生じてしまうことがあります。新世代薬での治療症例のほうが上回ってきた現状をもって、旧世代薬の多剤併用例との効果比較では、総合的にそれほど優位性を感じないというケースが増えてきているのです。

もちろん、中等用量までの単剤治療で著効しているケースでは、多剤併用での治療と比較して、長期予後において社会生活の自立度などでは優位であることは確かです。ではそのような薬物療法が推奨されるのでしょうか。

高齢化も意識した薬物療法

単剤での治療が唯一最良の方法だという考え方に一石を投じた研究があります。抗精神病薬で治療を継続しているケースの身体的な不調について、多剤併用療法と単剤治療では後者のほうがフィジカルな問題で治療を受ける割合が高かったという報告です。

その考察から導き出せることは、単剤にこだわり高用量を投与する治療と、薬理学的作用機序が異なる薬剤を少用量複数で投与し心身のコントロールを保つ治療では、後者のほうが将来的に薬物療法として有用であるということです。精神科薬物療法を受ける人口の高齢化が急速に進んでいることを考えれば、この考え方は非常に重要です。

初めて薬物療法を受けるケース

これまで薬物療法を受けたことがないケースに薬物療法を開始する際には、迷わず新世代の薬剤を単剤で用いることから始めます。アルゴリズムはこの章の本文に示す通り（p.164）でよいのですが、用量を増量し、精神症状の改善と副作用のバランスが治療者と当事者双方が納得できる状態で経過観察します。高用量でも効果が感じられない場合には、それ以上の増量をせず、作用機序が違った種類の新世代薬剤を少量追加します（例：リスペリドンにアリピプラゾールを追加など）。先行して投与した薬剤の減量と追加した薬剤の増量を行い、バランスを取りながら総合評価するということです。作用機序が違うといっても「抗精神病薬」のカテゴリーから3種類以上を選択すると、すべてが少量で投与されてもドーパミンD_2受容体遮断率は有用なレンジを超えてしまうことが予想されるので、2種類までとするのが論理的な薬物療法です。“処方数的単剤”ではなく“薬理作用的単剤”は考慮されるべきということです。

このような薬剤の選択において、相補的な薬理特性でのコンビネーションがすぐに想起できるようにするためには、**抗精神病薬、定型や非定型などという括りで分類するのでなく、本章の冒頭で述べたように薬剤はその薬理学的作用機序（薬理特性）で分類して、頭に入れる**ことの重要性が理解できるのではないでしょうか。

長期に多剤併用療法を受けてきたケース

旧世代薬の多剤併用療法で長期に治療を受けてきたケースについて考えます。

① 副作用や生活の質の低下の程度がいずれも軽度認められるケース

旧世代薬の薬剤数を減じることから始め、精神症状のコントロールが悪化しないことを確認してまず2剤までに減じ、用量も精神症状の再燃がないことを確かめながら減量可能なところまで減量します。その内容で少なくとも3か月間は安定していることを確認後、副作用と生活の質について再度評価し、悪化がないことを確認します。よい結果が得られた場合には、それ以上薬剤数を減じる必要も、新世代の薬剤に変更する必要もありません。

② 副作用が著しく認められる（当然生活の質は低下している）ケース

旧世代でも新世代の薬剤でも1種類に絞り込みます。副作用が著しいケースは、ドーパミン D_2 受容体の遮断率が治療域を大きく超えていることの現れですが、どの薬剤が精神症状に一番効果を現しているかはわかりませんので、1剤ごとに中止して評価するという地道な薬剤の絞り込みしか方法はありません。その過程では、ドーパミン遮断が緩和される状態になるため、精神症状が不安定になることはほぼ間違いありませんが、それが必ずしも「病状の再燃」につながるとは限らないため、観察を密に行うことと、当事者と関係者にも詳細な説明を行い、理解を得ておくことはとても重要な作業です。

“薬が減ったら調子が悪くならないだろうか？”と周りが心配するのは当然で、少しの変化に過敏に反応しすぎることや、チェックが著しくなることなど、薬剤の調整が原因ではなく、それらのストレスが精神症状を悪化させてしまうことはよくあります。薬剤の調整中でなくても、日によって調子が悪いときは健康な人でもあるのですから、少しの変化に過剰な対応をすることがないように、正確に評価した内容を記録してもらうようにします。単剤化が実現したら、あとは最終的なステップとして、その薬剤で生活の質に支障がないかを、3か月ほどをかけて評価していきます。

旧世代薬を単剤化後、あまり改善がない場合には、新世代の薬剤に変更することは意味がありますが、十分な効果があると判断すれば、無理に変更する必要はありません。

切り換え薬の選択基準

旧世代から新世代への薬剤スイッチング（切り換え）に対して、スタンダードな指針は示されていませんが、薬理特性の基本が化学構造にも関係していることを考え、新旧の化学構造の共通性をもとに選択することは論理的だと考えられます。例を示すと服用中の抗精神病薬を「フェノチアジン系誘導体」骨格に近い薬剤か、「ブチロフェノン誘導体」骨格に近い薬剤かに分別します。前者に近いものなら「オランザピン」を、後者に近いなら「リスペリドン」を、第一選択にして切り換えます（構造式から一定の命名法があるため、化学構造式がわからなくても一般名の語尾をとって「-ドン系」や「-ピン系」で判断しているという医師もいます）。

スイッチングの実際

この項の冒頭にも記したように、単剤や新世代の薬剤の治療でなければ、よい治療でないというある種の呪縛にも似た考え方は改める必要があるという啓発姿勢は変わりませんが、ここでは、旧世代薬から新世代薬単剤へのスイッチングを行う事情や必要性があると判断した場合、どのような方法があるかについて説明します。

スイッチングには3つの方法が考えられます。①新しい薬を上乗せして古い薬剤を減じる方法、②双方の薬剤を徐々に入れ替える漸減漸増法、③一度に切り換える方法です。

筆者は、これら3つの方法のうち、①は一時的にせよ多剤併用を解消したいポリシーに反することになることと、治療費の負担も増えるので採用していません。②の方法を選択することがほとんどです。②と③の方法でのスイッチング比較を行った研究では、リスクはほぼ変わらないという結果が出ています。ただ、③の方法を選択すると関係者に不安を与えることが多いため、相対的なリスク回避を考慮すると、②の方法が推奨されます。

②の漸減漸増法ですが、各々の薬剤を25%ずつ変化させ、4段階でスイッチングしていきます。第1段階と第2段階は各段階につき最低1週間程度の経過観察で処方を変更し、第3段階と第4段階は最低2週間程度の経過観察で効果判定を行います。経過観察期間は長ければ長いほうがトラブルの少ないスイッチングができます。

スイッチングの途中や終わってからの効果判定で、何らかの不都合がある場合は、その問題が神経伝達物質の生理機能から考えて、問題が何に由来するかをまず検討して再度薬剤の選択を行うようにします。

抗コリン薬（抗パーキンソン病薬）の減量

運動系副作用は副作用のなかで一番多く、生活に多大な支障を生じるため、ほとんどのケースで抗コリン薬が使用されてきました。この副作用が少ない第二世代抗精神病薬は、適切に用いられれば、抗コリン薬は不要ですが、スイッチしたからといって抗コリン薬はすぐに不要とはいかないのです。急に中止すると、コリン作動性リバウンド症候群というひどい身体症状が出現します。それらの症状は、焦燥感、不安感、不眠、頭痛、悪心・嘔吐、めまい、下痢、腹痛など多彩です。これらの症状は非常に不快なものとして自覚されるため、スイッチングが途中で失敗することが少なからずあります。こうしたコリン作動性リバウンド症候群を出現させないために、スイッチング終了後、4〜8週間ほどかけてゆっくりと抗コリン薬を減じていきます。

第 6 章

「その他の精神科の薬」がわかる

この章では、精神科で使うその他の薬とその使い方を概説する。

1　気分安定薬
2　「アルコール依存症」に対する薬物療法
3　発達障害の薬物療法

1 気分安定薬

気分の波の振れ幅を安定化させる薬

「気分安定薬」という言葉だけで想像すると、リラックスさせる作用をもつ薬というイメージを抱く方が少なくないようですが、**「気分安定薬」は、双極性障害の治療に用いられる薬剤です。**つまり、この「気分」が指すものは、“躁”と“うつ”で、それらの気分の振れ幅が大きくならないように安定化させる薬剤ということで、気分安定薬（mood stabilizer）と呼びます。

双極性障害の治療薬としての気分安定薬

近年、「うつ病だ」と自己診断して精神科・心療内科を受診する人が増えています。うつ状態は多くの精神疾患に認められる症状で「うつ病」に特化した症状ではありません。また、典型的なうつ病すなわち単極性うつ病では、その病前性格からして不調であることは極力隠し、「うつ病」であることを認めようとしないことが多く、治療開始が遅れることはあっても、自ら「うつ病」と訴えて受診することはまれだと考えられます。

ですから、急増している**“うつ状態”を主訴とするケースの診断（鑑別）は、慎重に行う必要があります。**

診断の結果、「うつ状態・うつ病」だと判断したケースでは、“うつ”の標準的な薬物療法を開始します。ただし、その治療で改善効果が認められないケースや、かえって悪化するケースに対し、再度の精査による診断結果は、双極性障害と訂正されるケースは少なくありません。実際、米国ではうつ状態を主訴として受診したケースの30％近くが双極性障害であったという報告もあるほどです。

双極性障害は、セロトニン、ノルアドレナリン、ドーパミンすべての神経系が不均衡・不安定となりやすい性質があると考えられています（刺激に対して過剰に反応しやすい性質。感情が豊かという捉え方もある）。

（単極性）うつ病では、SSRIやSNRIによってセロトニン量が、健常時の程度にまで十分な量に戻ってから、さらにゆっくりと回復に至りますが、双極性障害のうつ状態でセロトニン量が減じていた状態から増加に転じると、反応応答の過敏性からノルアドレナリンやドーパミン神経も連鎖して変動します。とくにドーパミン神経系は早くかつ強く反応するため、ドーパミンの過剰放出状態に転じて躁状態になる（躁転する）可能性が示唆されています。

うつ状態の治療経過中に躁状態が偶然生じたのか、SSRIやSNRIの作用がきっかけで躁転したのかは判別することはできないのですが、診断は双極性障害となります。うつ状態であっても双極性障害との診断後には、薬物療法のベースとなる薬剤は気分安定薬です。

気分安定薬の種類

上述のように双極性障害ではうつ状態であっても、SSRIやSNRIで治療することは、好ましくない症状を引き起こします。そのため、双極性障害の治療薬の第一選択は、気分安定薬となります。気分安定薬は、抗けいれん薬（抗てんかん薬）とドーパミン受容体とセロトニン受容体遮断作用を併せもつ薬剤（抗精神病薬）の大きく2種類に分けられます。

前者は「維持期の再燃を予防するための薬剤」というイメージ

です。寛解期には単独で用いられますが、“躁”や“うつ”の極期不調を改善できるほどのパワーはもち合わせないため、後者やドーパミン D_2 受容体遮断作用をもつ薬剤とともに処方されます。とくに躁状態が著しい場合や、希死念慮が強い場合には、ドーパミン D_2 受容体遮断作用薬のみを高用量で用いて症状を抑えます。

日本で処方可能な気分安定薬は、前者がカルバマゼピン、バルプロ酸ナトリウム、ラモトリギン（ラミクタール®）、後者がオランザピン（ジプレキサ®）、クエチアピン（ビプレッソ®）、アリピプラゾール（エビリファイ®）です。

さらに作用機序が未だに明確にされていない炭酸リチウム（リーマス®）も気分安定薬に含まれますが、日本では長い間、「抗躁薬」というカテゴリーで分類されていました〔※炭酸リチウムの作用機序の仮説として、リチウム塩の分子は小さく、脳への移行が容易で、また急速充電と放電が可能な高性能蓄電池に使われるほど電位を変化させやすいため、正常な脳部位との電位に合わせて安定（脳の細胞膜の電位を安定化）させるのではないかという考え方もあります。なお、その他に予想されている作用機序についてはp.205 の PLUS ONE「炭酸リチウムの薬理作用（仮説）」に記します〕。

また、気分の波の変動が躁状態寄りで、かつ焦燥や易刺激性の高い双極性障害ケースがありますが、そのようなケースはドーパミンが過剰になることで気分が躁状態になるタイプです。ドーパミンの過剰状態といっても、幻覚・妄想が生じるほどの過剰な放出状態ではないため、ドーパミン D_2 受容体遮断作用が強い薬剤では、無関係な機能も抑制、つまり副作用が生じることとなります。そこで、ドーパミン D_2 受容体遮断作用だけが突出した薬理作用でないドーパミンによる反応をほどよく抑える、オランザピンやアリピプラゾールを用いることによって気分の安定化を試みます。

気分安定薬の処方に関する注意

気分安定薬は、寛解状態でも服薬不遵守があるとかえって病状の悪化につながるという事実から、双極性障害において次の変調の予防のために、寛解期においても継続投与し、中止するべきではありません。また、気分安定薬は血中濃度の乱高下があると薬剤の反応性が低下することや、再燃の誘発、再燃周期の短期化が生じます。これが医原性のラピッドサイクラーの一番の原因です〔※双極性障害のなかに、短期間に躁とうつを交互に繰り返すものでラピッドサイクラー（[rapid：早い＋ cycle：周期の＋ -er：者］の造語）といわれるタイプの病態があります〕。処方する医師は間欠的に投与することの危険性を十分に認識しておく必要があります。

また、急な発熱、脱水、下痢、食事内容などが原因で、血中濃度に急激な変化が起こる可能性もありますので、血中濃度の測定ができる薬剤については、定期的な血中濃度の測定が望ましいでしょう。ただし、この血中濃度測定はあくまで“急な変化がないかどうか”をチェックするためのものと考えてください。治療効果は血中濃度と必ずしも相関しないという報告があるからです。つまり、血中濃度が低くてもその人の状態が安定しているならば、濃度を上げるために投与量を増量するのではなく、その濃度を維持させる用量調整を行うことを考えたほうがよいでしょう。

PLUS ONE

双極性障害II型ケースの増加

この10年で双極性障害II型の診断数が増加しています。診断基準が改訂されたこともその要因の1つですが、ほかにも要因があります。

双極性障害は詳細な問診によって、生活史から“うつ病相”と“躁病相”、それぞれのエピソードが存在することで診断されます。病的な症状として（軽）躁状態のエピソードといえないようなもの、例えばうつ状態にしてはエネルギーがあり、イライラや攻撃的な症状があるというだけで、それを躁状態と捉え双極性障害（II型）と診断してしまう傾向があるようです。

初診でうつ病と診断され、抗うつ薬で治療を受けるものの症状が改善せず、衝動行為や社会的逸脱行為などが出現した時点で、双極性障害II型と診断が変えられたというケースが圧倒的に多いのです。薬物療法も見直され、アリピプラゾール、クエチアピン、バルプロ酸ナトリウムなどが追加され、その結果は改善ではなく、低覚醒を引き起こす状態となって病状はかえって不安定となり、治療抵抗性（難治性）ケースとして扱われてしまうのです。その半数以上はうつ状態を呈していても、“気分の病ではなく”、再度精査すると適応障害やパーソナリティ障害であり、薬物療法を中止することで、状態は改善します（もちろん社会性や言動の問題が原因のため完全な回復には心理療法や認知療法が必要です）。

このような事案の原因をあえて“誤診”と評しますが、それは精神医学的診断のトレーニングを受けない医師が、当事者に形式的な質問用紙に回答させるだけで形式的に判断し、結果を精査せずに用いて、操作的診断基準の項目に当てはめて診断した結果です。

とくによく用いられる操作的診断基準であるDSMは、その成り立ちが、医科学研究用の診断基準であることや、臨床目的としても疫学統計をまとめやすくすることに重点が置かれ、診断精度に限界があることが記されていることを知り、温故知新の姿勢で従来診断という分析学的な診断も考慮したハイブリッドな診断を行うことが求められます。

抗躁薬

最初に1つお断りしておきたいこと、それは、「抗躁薬」というカテゴリーがあるのは日本だけであり、世界的には「気分安定薬」というカテゴリーしかないということです。

精神疾患の分類が現在のように細分化されていなかった時代には、病状を薬物療法によって抑えることが治療上重要であり、薬理学的な意味合いより、その効果がわかりやすい意味合いで呼称されていた経緯から、「抗躁薬」と「抗精神病薬」という分類で問題はなかったのです。その名残りとして、日本独特の「抗躁薬」というカテゴリーが残ったのだろうと思われます。「抗躁」

という名で大きく扱われたのも、おそらく発病初期から“うつ”よりも“躁”のほうが周囲に迷惑を掛けることから、客観的にも「治療が必要だ」と感じるため、治療薬として説明しやすく、わかりやすかったためではないかと思われます。古い文献では、前項の“気分安定薬”で述べた炭酸リチウム、バルプロ酸ナトリウム、カルバマゼピンをすべて“抗躁薬”として分類しているものもあります。

炭酸リチウム

抗躁薬のカテゴリーに分類される薬剤は、炭酸リチウムただ1つです。リチウム塩が躁状態の改善に効果があるとわかり、1950年代から治療に用いられています。リチウム塩はリチウムイオンとして生体内ではたらくことが当時からわかっていましたが、現在もなお、脳内におけるその薬理動態や作用はわかっていません（最新の研究から、予想されている作用機序もあくまで仮説です）。

この炭酸リチウムは、治療に適した血中濃度の治療域が非常に狭い薬剤であるため薬剤の添付文書にも、ひと月に1回程度、定期的な血中濃度を測定することが推奨されています。血中濃度の範囲は0.4〜1.0 mEq/Lで、1.0 mEq/Lを超えると飛躍的に副作用が出現する可能性が高くなります。**炭酸リチウムは少量追加しただけでも、それまでの動態と大きく変化して、急激に血中濃度が上昇することもあるため、注意が必要です。**脱水などが生じれば、処方量を変更していなくても、血中濃度は上昇するため、治療維持期には血中濃度が0.8 mEq/Lを超えないことを意識して処方量を調整することを推奨します。

リチウム中毒

炭酸リチウムの最大（最悪）の副作用は、リチウム中毒です。その初期は食欲低下、悪心・嘔吐、下痢といった消化器症状に始まり、次いで運動障害、とくに小脳性の運動失調と振戦が出現し、傾眠、昏迷や不穏などの精神症状へと発展します。最悪の場合、死亡、重篤な状態から回復しても多くに後遺症が生じます（図 6-1）。

リチウム中毒の予防としては、炭酸リチウムの血中濃度を定期的にモニタリングすることはもちろんのこと、脱水を起こさせないよう普段から水分補給を意識するように指導することです。

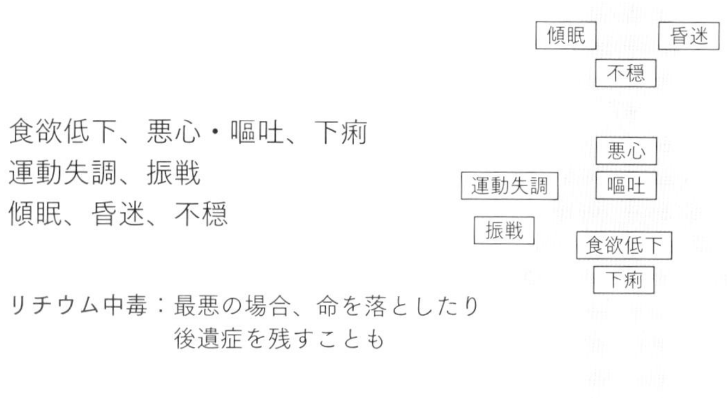

図 6-1　炭酸リチウムの副作用

炭酸リチウムの禁忌

炭酸リチウムは長期に用いると、治療域の血中濃度であっても腎臓や甲状腺の障害を呈する可能性があるという報告があります。そのため、**腎臓障害や甲状腺障害をすでに有している場合には炭酸リチウムが禁忌**なのはいうまでもありませんが、その他に**妊娠**

中や重い心臓病の方にも禁忌です。

また、報告数は非常に少ないのですが、**カフェインが炭酸リチウムの吸収を阻害する**ことが報告されています。服用中にカフェインの摂取量が変わるとその吸収量の変化で思わぬ副作用やリチウム中毒になる危険性もあるので注意を喚起してください。カフェインフリーの生活が望ましいのですが、それが無理な場合は「日常で摂取するカフェインの入った飲食物の量をなるべく一定にする」ように伝えています。途中で急にカフェインの摂取量が減ると、吸収を阻害するものがなくなり、炭酸リチウムの吸収が進んでしまうことが心配だからです。

PLUS ONE

炭酸リチウムの薬理作用（仮説）

躁状態とは、神経が“興奮”している状態であると考えられます。興奮を司る神経伝達物質は、ノルアドレナリン系です。そこで炭酸リチウムは、図6-2のような作用でノルアドレナリン系の神経伝達を抑えることで治療効果を示しているのではないかと考えられています。

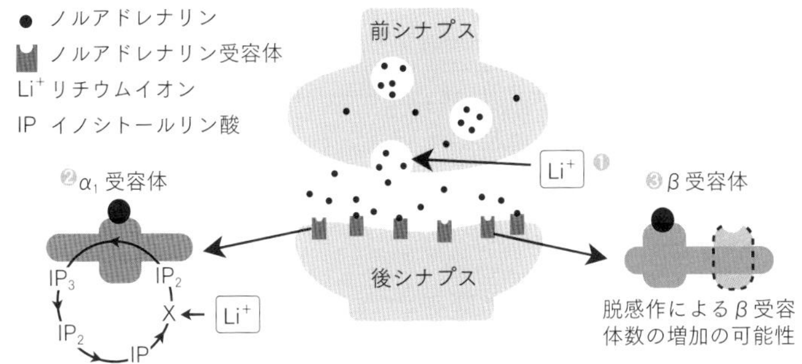

① リチウムイオン(Li^+)が直接ノルアドレナリンを含む小胞体に作用して、シナプスでのノルアドレナリンの遊離を妨げ、神経伝達を低下させる。
② Li^+がα_1受容体に作用し、ノルアドレナリンが結合しても〔イノシトールリン酸が3リン酸(IP_3)から1リン酸(IP)へと変化することで放出される電子エネルギーをLi^+が阻害することで〕電位変化が起こらないように作用し、神経伝達を低下させる。
③ Li^+の作用でβ受容体のアップレギュレーションが起こり、神経伝達を低下させる。

図6-2　炭酸リチウムの作用機序仮説

PLUS ONE

気分変動発生の原因と抑止

健康であっても気分は変動しますが、その変動が大きくなるのは、神経細胞レベルでいえば刺激が過剰に感受された部分の脳神経細胞膜の活動電位が著しく変化し、その影響が連鎖して大きなエリアに興奮状態をもたらすことによると考えられます。てんかん発作のように、焦点で異常発火が起き、それが周囲にも広がるという形と酷似しているものの、その強度や広がり方が異なります。このような機序が原因であるとすれば、気分の著しい＝病的な変動を抑えるには、外的刺激自体を抑えることや、刺激による過剰な興奮が起こらないようにすることです。

前者は環境調整によって、後者は薬物療法を行うことによって抑止ができます。

過剰な興奮を引き起こす原因

脳内に過剰興奮が生じるのは次の4つの場合と考えられます。

①興奮系神経であるグルタミン神経系の興奮（機能亢進）

②抑制系神経であるGABA神経系機能を上回る興奮

③ノルアドレナリン神経系の過剰反応による興奮（機能亢進）

④ドーパミン神経系機能亢進の制御不良

※上記①②は機能自体の低下ではなく、修飾機能が本体機能を凌駕するという状態（病態）。

①グルタミン神経系起因：グルタミン酸神経系の反応自体は問題がなくても、シナプス後膜にある電位依存型カルシウムイオンチャネルの反応過敏の可能性が考えられています。カルシウムイオンチャネルのなかでも低刺激で開口するT型チャネルが2価のプラスイオンであるカルシウムイオンの流入が興奮を大きくしていると考えられます。

②抑制系神経であるGABA神経系起因：ナトリウムイオンチャネルへのナトリウムイオンの流入が何らかの原因で多くなり、

GABA 神経系による抑制を上回る状態が生じた結果、関連している神経系全体の興奮に対して抑制が効かなくなった状態です。

③ノルアドレナリン神経系の過剰反応による興奮の亢進：ノルアドレナリン神経系がストレスを感じると反応を起こしますが、その反応が過剰となることで、神経系自体が興奮度を増します。それに乗じてセロトニン神経系が無理な反応を起こした結果、セロトニン量の減少が生じ、今度は刺激に対する反応低下が起きます。この悪循環が原因で短いスパンで気分が変動すると考えられます。

④ドーパミン神経系機能亢進の制御不良：背景にドーパミン神経系機能亢進がある場合における気分変動です。このドーパミン神経系機能亢進は、恒常的なものではなく、反応性や一過性の場合も含みます。つまり、ドーパミン神経系機能亢進がベースにある統合失調症をはじめとして、精神病症状を呈する精神疾患すべてが当てはまります。1つの神経系機能の過剰興奮が密接に関わる神経系にも波及して制御不能になり、気分の変動が著しくなります。ノルアドレナリン神経系やグルタミン酸神経系に波及している状態と考えられます。

発現原因の考察から考える気分安定薬の選択

1　興奮系神経であるグルタミン神経系の過剰興奮

外的刺激に対して、過剰興奮を示している状態に生じる問題(症状)は、易刺激性、思考の転動性変化によるまとまらない言動、他人への過干渉などが挙げられます。改善に必要なアクションは、**グルタミン神経系反応の抑制とGABA神経系機能の促進の作用のどちらかまたは両方の機能をもつ薬剤が必要となります。この両方の作用を有するのは、ラモトリギン（ラミクタール®）です。**また、**GABA神経系の強化による興奮を全体に抑制すると考えられている薬剤はバルプロ酸ナトリウムです。**バルプロ酸ナトリウムについては、精神症状に対して、複数の作用機序をもつことで改善を図ると推測されていますが、その作用のなかでもGABA神経系への作用は高いと考えられています。

2　抑制系神経であるGABA神経系機能を上回る興奮

不安となるような刺激に曝され、それがトリガーとなって取り乱し、次いで防御反応として攻撃的になるような状態を呈すると考えられます。ちょうど猫に追い詰められたネズミの反撃、つまり「窮鼠猫を噛む」のイメージです。改善に必要なアクションは、GABA神経系では制御できないほどの異常興奮を改善する、またはGABA神経系機能を促進する、のいずれかです。GABA神経系での制御が行えないほどのナトリウムイオンの流入が原因と推測されるため、**ナトリウムチャネルを阻害するカルバマゼピン（テグレトール®）が効果を示します**。余談ですが、三叉神経痛の改善にカルバマゼピンが効果を発揮するのは、痛みを発現する活動電位をナトリウムチャネルがブロックすることによるものです。GABA神経系機能の促進については、前項と同様にバルプロ酸ナトリウムが効果を示します。

3　ノルアドレナリン神経系の過剰反応による興奮の亢進

典型的な気分だけの躁状態と行動が伴う躁状態を示します。改善に必要なアクションは**ノルアドレナリン神経系の興奮を制御することです。第一選択としては、炭酸リチウム（リーマス®）です**。しかしながら炭酸リチウムには、不可逆性の重大な有害事象がありそのリスク対効果、モニタリングの工数とその費用を考えると現在は第一選択とはなりません。このため、ノルアドレナリン神経系の上流にあるドーパミン神経系を抑えることで抑制を図りますが、**ドーパミン受容体遮断作用が強い薬剤では、過剰効果となるため、パーシャルアゴニストであるアリピプラゾール（エビリファイ®）が選択されます**。

4　ドーパミン神経系機能亢進の制御不良

ドーパミン神経系機能が、恒常的に亢進しているのでなく、何らかのきっかけで機能亢進になり、その後の整復のフィードバックが機能しないため、全体の興奮の制御が不良となる状態を指します。「躁状態」と「うつ状態」の変動は、ある一定の期間継続しますが、短期間で極が逆転し、混在するような病像を長期に縦断的に観察した際の1つの“横断面”だけで判断すると、全く別の精神疾患と診断してしまうような病態を呈します。これは統合失調症のように恒常的にドーパミン量が増加しているのではなく、ドーパミン量が不安定に変化することに起因するものです。そのため、**ドーパミン受容体を強力に阻害する薬剤では、過剰な作用となることから前項3と同様にアリピプラゾールが第一選択となります。第二選択としては、オランザピン（ジプレキサ®）です**がアリピプラゾールと比較するとmulti-actingが原因の副作用などを考慮せねばならず、有用性は多少低下すると考えられます。

5　分別できない状態には

上記1から4のように神経伝達物質の変化を絡めて説明がつくような病態や症状ばかりであればよいのですが、臨床現場では例外のケースに遭遇するほうが多いかもしれません。この場合、薬物療法を中断してしまうような副作用が比較的少ない薬剤や用量の調節のしやすさから薬剤を選ぶことがロジカルな選択となります。そこから導き出される**薬剤はバルプロ酸ナトリウムということになります。**

2 「アルコール依存症」に対する薬物療法

アルコール依存症

アルコールは、起源がわからないほどの昔から摂取され身近な存在であるため、「薬物」であるという感覚がありません。しかしながら、厳密にいえばアルコールは主成分がエタノールであり、“酔う”という反応を誘発することから、中枢神経系に大きく影響を与える「薬物」です。**アルコール依存症とは、「量にかかわらず個体の許容を超えた飲酒を繰り返した結果、エタノールに対し心身の依存を形成し、精神的および身体的機能が持続的あるいは慢性的に障害されている状態で、飲酒行為を中断することによって離脱症状を認める病態」**のことを指します。

では、アルコール依存症は、どのような神経伝達物質系の機能異常が原因で起きるのでしょうか。エタノールは、特定の神経伝達物質受容体とは結合しませんが、その特性上、神経細胞膜を形成するリン脂質に変化を生じさせ、細胞膜上に位置する受容体、イオンチャネル、信号伝達を修飾するタンパク質が正常に機能することを妨げることで精神活動へ影響すると考えられています。ですが、それだけでアルコール依存症が発症するというメカニズムは説明できず、確実にわかっていることはないといっても過言ではありません。

それが意味することは、**現時点でアルコール依存症を根本的に治療できる薬物は存在しない**ということです。

アルコール依存症回復をサポートする薬剤

そのようななかで、2種類の治療を補助する薬剤があります。1つは「抗酒薬」といわれる薬剤、もう1つは「アルコール依存症・断酒補助薬」という薬剤で、作用機序が全く違います。

大酒飲みを下戸にする「抗酒薬」

アルコール依存症者は、飲酒することで嫌な思いを数々しているのですが、それが次の飲酒の抑止力にならないから依存症になるという見方があります。嫌な思い＝脳への不快が、飲酒後にすぐに起きれば連続飲酒にならないですむという考え方を実現したのが「抗酒薬」です。酒が嫌（いや）になる薬という「嫌酒薬」という表記のほうが、薬理効果をよく表しているかもしれません。

摂取したアルコールはその9割近くが胃粘膜で吸収され、血流を介して全身に運ばれます。そのアルコールを含んだ血液が肝臓を通過する際に、酵素により分解解毒されて最終的にはエネルギーとして消費され、水と二酸化炭素になります。分解の中間産物としてアセトアルデヒドがあり、これが人体にとって有害で（図6-3）、濃度が高くなると臓器障害を呈する中毒症となります（急性アルコール中毒の原因にもなります）。

アルコールが飲めない人を下戸（げこ）といいますが、化学的には「アセトアルデヒドが分解できない人」ということです。つまり、**簡単にいえば抗酒薬は、大酒飲みを下戸に変える薬剤で、アセトアルデヒド代謝酵素を阻害し、蓄積させることで、吐き気や頭痛、動悸、冷汗を引き起こさせるのです。それらの症状による不快な刺激を与えることで、飲酒をそれ以上続けられないようにする薬剤です。**

ただし、あらかじめ体内にアルコールがある（飲酒している状態である）と、アルコールのほうが抗酒薬より酵素を引き寄せやすいようで、せっかく服用しても効果がないことがあります。また、不快な症状を感じても飲酒を続けると、心不全などで急死するという有害事象が生じることもあるため、本人に黙って投与することは非常に危険です。

抗酒薬には、ジスルフィラム（ノックビン®）とシアナミド（シアナマイド®）の2種類があります。ともに偶然に、アルコールの代謝に影響を及ぼすことが発見された物質です。

ジスルフィラムは、ゴムの硫化促進剤として使用される物質です。自動車用タイヤの工場で働く工員たちに、少量の飲酒で頭痛や嘔吐が起こることや、ひどい二日酔いが出現することから、ジスルフィラムがアルデヒドの代謝阻害作用をもつことがわかり抗酒薬として使われるようになりました。

シアナミドは、カルシウムシアナミドという肥料に使われる物質です。農地でこの薬液を用いた散布作業の後に、アルコールを摂取した農夫が上記のジスルフィラムと同様の症状を示したことで原因を究明され、医薬品として使われるようになりました。

両薬剤ともに肝臓に負担をかけるため、劇薬扱いです。「肝臓が悪くなるような薬を肝臓の悪いアルコール依存症者に処方する

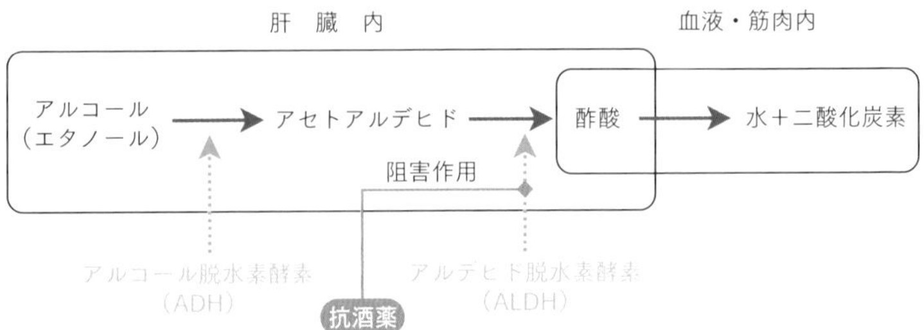

代謝の各段階には酵素が関与している。酢酸は血液によって筋肉などに運ばれ、末梢でCoA(コエンザイムA)と結合し、TCAサイクルに組み込まれてエネルギーとして消費され、最終的には水と二酸化炭素に変換され代謝を終える。
抗酒薬はアルデヒド脱水素酵素(ALDH)による代謝段階を阻害し、アセトアルデヒドを蓄積させる。アセトアルデヒドには毒性があり、悪心、頭痛、動悸を発現させて不快を生じさせる。抗酒薬は、この不快な症状により飲酒を最小限に抑えようとするものである。

図6-3　アルコール代謝と抗酒薬

のはいかがなものか」とよくいわれますが、過量なアルコールが及ぼす影響と比べればメリットは大きいと考えられています。

抗酒薬を処方する際の説明

この薬剤に飲酒の欲求を止める効果はありません。しかしながら、抗酒薬を服用するという行為は“自身の治療意欲を高める”という意味合いもあります。決意表明のようなものです。

処方の際には、その作用機序や、抗酒薬を服用した状態で飲酒すればどのようなことが生じるかを、服用する当事者に丁寧に説明するようにしています。

家族がこっそりと食事や飲み物に混ぜて服用させた状態で、飲酒した結果、ひどい嘔気や頭痛が生じ救急搬送騒ぎになったという話を聞くことがありますが、このような、当事者の自覚を伴わない使用は治療効果が上がらないどころか、治療に必要な家族との信頼関係を損なう可能性や懐疑的となって他の精神症状を生じさせることにもなるため、勧められません。

ぜひとも**当事者が自ら「服用する」と言うまで根気よく説得することが必要です。「もう酒は絶対に飲まないから薬はいらない」と言いつつ、飲酒がやめられない人が多く存在します。**そういうケースには「交通事故を起こすつもりの人はいないのに、みんなどうして自動車保険に入るのでしょう。備えあれば憂いなしです」といった説明をして根気強く導入を勧めるようにしています。

アルコール依存症・断酒補助薬

断酒補助薬は、抗酒薬とは全く違った薬理作用で断酒を継続させるものです。その薬理作用を理解するために、まずアルコール依存でない人の飲酒時の（血中にアルコールがある状態）脳神経の状態と、アルコールの依存が確立している場合の脳神経の状態を説明します。

脳の興奮と抑制を司るシステムとアルコール

脳の活動は、すべて「興奮（アクセル）」と「抑制（ブレーキ）」の加減で成り立っています。興奮と抑制には、特定の脳神経伝達物質が担当を割り当てられています。

その脳内で一番大きなネットワーク神経系は、グルタミン酸神経系です。グルタミン酸神経系は、外的刺激を受けて、それを記憶し、学習するという機能を司っていて、脳の発達と密接に絡んでいます。人間が生まれてから死ぬまで休むことなく活動している神経系であり、“アクセル”に相当します。

グルタミン酸は、通常では神経ネットワークの発達を支えますが、病巣を感知すると、その弊害がほかに及ばないようにグルタミン酸濃度を上げて、その部分の神経細胞を壊死させるという機能（細胞毒性）を有します。ですからアクセル（興奮）の過剰で神経系を損傷しないように、抑制をかける必要があります。それが抑制系のGABA神経系で、“ブレーキ”に相当します。

適度な飲酒で気分が和らぐという経験則から、アルコールは、興奮系神経（グルタミン酸神経系）の機能を低下させ、抑制系神経（GABA神経系）の機能を亢進させていると考えることができます。飲酒をやめると、それらは均衡状態に戻り、バランスを取り戻します。

しかし、飲酒が過度になることで神経系の反応は変化していきます。ヒトの身体は環境適応能力が高いため、過剰な飲酒状態の繰り返しによって血中アルコール濃度が高い状態が常態となると、興奮－抑制の脳内での均衡も変化します。**血中のアルコール濃度が高い状態が続くということは、抑制系神経がずっと亢進しているということなので、脳内はそれに適応すべく興奮系神経の活性を増強させていきます。そうして変質した均衡状態をもった「ア**

ルコール依存症の脳」が形成されるのです。

一旦そのような変化が形成されてしまうと、飲酒をやめる（抑制の低下）ことで興奮系の神経の機能が優位になってしまい、誘引なくイライラし易怒性が高まり、それを抑えようとした結果、再び飲酒をくり返すということになるのです。

アルコール依存症・断酒補助薬をどう使うのか

断酒補助薬であるアカンプロサート（レグテクト®）の薬理作用は、現在のところ、興奮系であるグルタミン酸の急激な上昇を抑えることと、抑制系であるGABA受容体に対してアゴニスト（作動薬）としてはたらくことで、飲酒欲求を抑えるものと考えられています（図6-4）。その結果として精神活動状態を均衡点に戻し、飲酒欲求を制御するという仕組みです。

つまり、**アカンプロサートもアルコール依存症を治療しているのではなく、「飲酒欲求の制御」をすることで断酒の下支えをしているものです。そういう意味で、「断酒継続補助薬」なのです。**

アカンプロサートが断酒に貢献したと思われる症例には、「アルコール中止時に激しい離脱症状（せん妄やけいれん発作）を示したことがある」という共通点が見いだせます。

また、程度の差はありますがアルコール依存症では下痢症状が

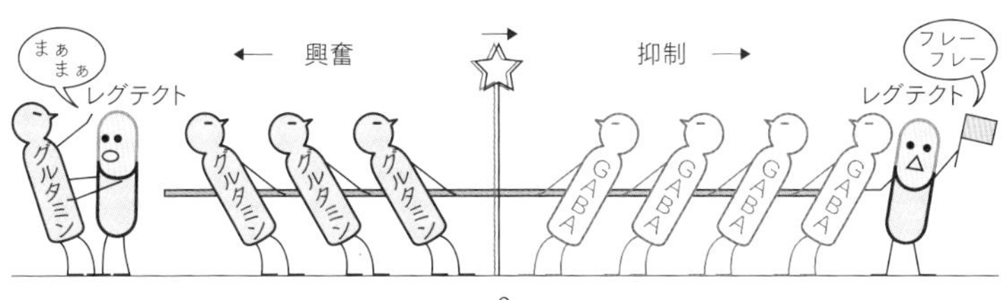

図6-4　**アカンプロサートの脳神経系への薬理作用**

第6章「その他の精神科の薬」がわかる

恒常化しているケースが多く、断酒するとそれが回復するのですが、服用ケースのほとんどに飲酒が止まっても下痢症状が認められています。

アルコール依存症の根本解決は薬物治療ではない、他力本願では回復しない

アカンプロサートの登場以降、アルコール依存症を服薬で治せるかのような誤った情報の発信が少なからず認められます。**アカンプロサートは、これまで説明してきたように、身体依存から生じる「飲酒欲求」しか抑えられません。**ですから、飲酒をやめようと本気で取り組み始める初期に生じる離脱症状による身体的なつらさを助ける可能性があると考えます。

アルコール依存症は一旦成立すると、長期に断酒していても「飲みたい」という気持ちがなくなることはありません。ですから長期的な展望を抱くより、“その日1日飲まない”ということの達成を1日1日積み重ねていくことが重要であり、それが最短かつ王道です。これを成就させるのは薬物療法ではなく、**ピアカウンセリングである自助グループへの参加が欠かせない**のです。

PLUS ONE

アルコール摂取によるグルタミン酸神経系とGABA神経系への影響

アルコール摂取によるグルタミン酸とGABAの各神経系の機能変化をモデル化して説明します。

❶～❺は、精神活動を「綱引き」に見立てたものです。センターマークになる旗は、精神活動状態を興奮と抑制のどちらが優位かを表しています。綱を引く人数は、綱を引く力に直接影響すると考えてください。また、綱の起点は、通常（平常）時の均衡が保たれている状態で、これを"0"とします。

1. 平常（健常）時

平常時、興奮系と抑制系は、ほぼ均衡を保っている状態にあります。この❶を基本として考えます。

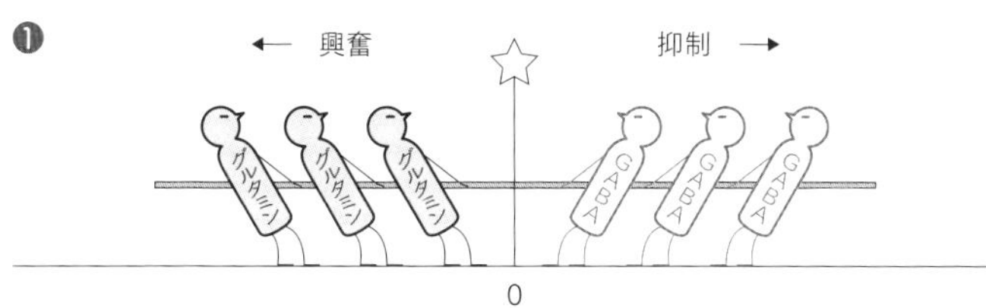

興奮系と抑制系はほぼ均衡を保っている

2. 適量の飲酒状態

アルコールを飲むと、脳全体の機能が低下し、外部刺激に対する反応も低下し、興奮系機能が低下します。つまり、グルタミン酸神経系機能が低下し、ちょうど❷のように一部が休止状態と同じになります。

反対に抑制系はアルコール抑制作用が加わってパワーが増強されます。その結果、興奮－抑制均衡は右方向の抑制側に傾き、精神状態は抑制され、リラックスした状態となります。飲酒前に緊張や不安が高い状態で、興奮（左側）に傾いていた場合は、それがちょうど0地点に戻るようになります。憂さ晴らしに飲酒してしまうのは、この効果を体感しているからです。適量であればアルコールの代謝が終わると基本の形（❶）に戻ります。

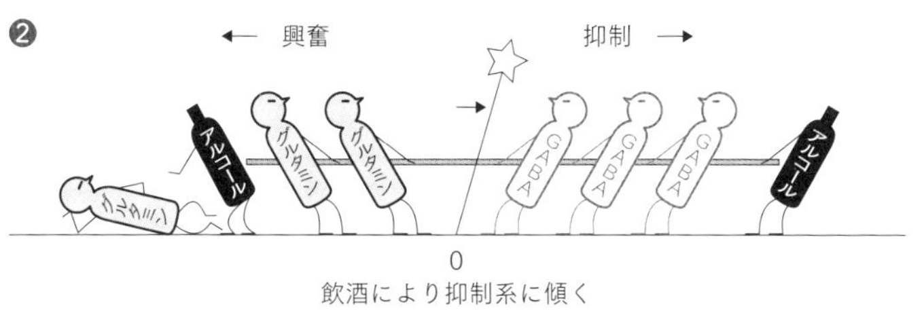

飲酒により抑制系に傾く

第6章 「その他の精神科の薬」がわかる

3. 急激過量飲酒状態（急性アルコール中毒）

急激に過量に飲酒すると、❸のように適量飲酒時よりもさらに興奮－抑制均衡は右方向の抑制側に傾き、精神状態は抑制されます。さらにその状態が進めば、意識を消失し、急性アルコール中毒となり、最悪の場合は究極の抑制状態である“死”に至ります。

❸

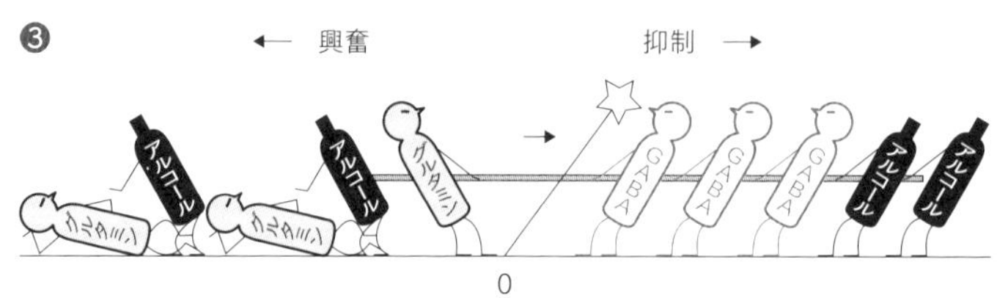

急激かつ過量に飲酒すると、さらに抑制に傾く

4. 慢性過量飲酒（アルコール依存症）

ヒトの身体は環境適応能力が高く、過剰な飲酒が常態になると、それが健康を害するかどうかよりも脳は“適応”を優先させようとします。そのため、常に血中アルコール濃度が高い状態が通常となるように脳内の興奮－抑制の均衡を変化させ、「アルコール依存症の脳」という恒常状態をつくり上げます。アルコール依存症者は、アルコールが体内（脳内）にあることがほとんどですから、❹のようにアルコールの抑制効果が常にあるという状況です。すると、だんだんそれに対して均衡が保たれるように興奮系のグルタミン酸神経の活性を増強させておくようになります。

❹

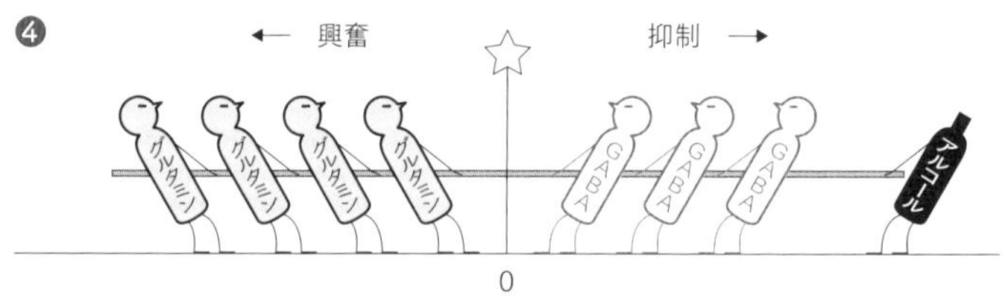

グルタミン酸神経の活性を増強させて対応しようとする

5. アルコール依存症の断酒初期

そこで飲酒をやめると、興奮と抑制の不均衡が起き、精神活動は興奮側に傾くようになります。つまり、飲んでいないと、イライラし、切れやすいなど、易刺激性、易怒性が高まってしまうのです。これを均衡状態に戻すために再飲酒するという行為を繰り返し、脳のさまざまな機能が変質

してしまいます。断酒の初期は、❺のような状態となっています。

このように断酒初期、脳は「アルコール依存症の脳」の状態（❹の形の均衡状態）に戻ろうとするため、強い飲酒欲求を示すのです。

❺

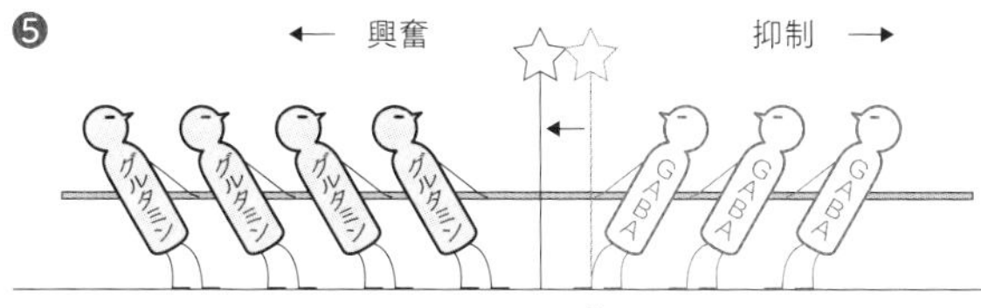

断酒初期は、抑制系を増強して均衡をとろうと、飲酒欲求が起きる

PLUS ONE

グルタミン酸神経系とGABA神経系の力関係

興奮に関わるグルタミン酸神経系と抑制に関わるGABA神経系の力関係はどのようなものでしょうか？

ヒトの脳は、日常生活では、興奮と抑制の力はほぼ均衡しています。ところが、普段と違った環境に置かれると、興奮系神経も抑制系神経も、ともにその能力を最大限に引き上げて対応します。ただ、ほとんどの人の脳は、それらの最大能力が、興奮＞抑制となるようにつくられています。それは抑制側が勝りすぎると生命活動自体が停止してしまうおそれがあるからです。また、興奮と抑制のそれぞれの最大値の違いは、個体によって大きく差があります。

ストレスが高い状態になったときに、興奮と抑制の力の差が、大きく開いてしまっている（興奮≫抑制）人は、片側に振れすぎて過緊張や不安症状が生じます。同じ状況下でも、不調を感じる人とそうでない人がいるのは、この差が原因です。この差が大きい人はストレスに対しての脆弱性が高く、ストレス障害、不安障害、アルコール依存症などの発症リスクファクターであるともいえます。

PLUS ONE

アルコール依存症の離脱症状における「うつ」の鑑別

アルコール依存症者は、常時酒臭く、酩酊していて、離脱症状で手が震えるというイメージが強いようです。アルコール依存症専門外来で一定数の症例を診察すれば、アルコール依存症のイメージは大きく変わります。近年では、酒の臭いのするような状態で来院するケースは少なく、一見したところでは“この人がアルコール依存症?”というようなケースが多いのです。また、その昔、アルコール依存症は“ブルーカラーの病気”と差別的な表現をされていたこともありましたが、現代は“ホワイトカラーの病気”と状況は一変しています。

アルコール依存症を想定せずに、離脱症状の精神症状である不眠や「うつ」に関連した症状を認めると、根本解決であるアルコール依存症の治療やその支援でなく、「うつ」の薬物療法にばかり注力してしまいます。SSRI や SNRI は離脱症状に対して、表面的な効果を示しますが、連続飲酒となれば、「うつ」の症状には効果がなくなるどころか、肝機能障害が悪化するなどの問題へと発展します。「うつ」の精査には必ず飲酒習慣の聴取が必要です。「うつ状態」や「うつ病」の病状を示しても、少しでもアルコール依存症を疑った場合には、血液検査(健康診断代用可)を実施します。

③ 発達障害の薬物療法

発達障害とは

発達障害は、発達障害者支援法において、「自閉症、アスペルガー症候群その他の広汎性発達障害、学習障害、注意欠陥多動性障害、その他これに類する脳機能障害であってその症状が通常低年齢において発現するもの」と明示されていますが、一般的な認識は、“成長の遅れ”というイメージが強く、そこから発達障害＝学習障害（知的障害）と思われがちです。

“機能障害”という観点で捉えれば、人間が生物的・社会的に成長する過程で、大多数が獲得ないし発現する機能が、平均的な時期に比して遅れて獲得される、または発現しきれずに機能が固まってしまうケースが「発達障害」です。成人になるまでに獲得ないし発現できない機能が原因で、社会人になってから精神症状という形でなく、「生きづらさ」が生じることでストレスが生じて精神科を受診した結果、いわゆる“大人の発達障害”と診断されるケースが増えています。ケース増加の原因は、高度に複雑化し、スピードと正確さを要求される現代社会での生活も原因の1つと考えられますが、それ以上に拡大診断とパーソナリティ障害における社会性の問題を機能障害＝発達障害と診断しているという実態です。

これは誤診ではなく、一般的に「発達障害」と「パーソナリティ障害」では前者と診断されるほうが受け入れやすいということから、症状や経過から明らかに後者であることを診断医は理解したうえで、あえて「生きづらさ」という共通点の部分だけを取り上げて「発達障害」と診断して治療のきっかけとしたいという意図があってのことと推察します。

しかしながら、パーソナリティ障害のケースを発達障害として当事者に認識させると新たな問題が生じます。それはパーソナリティ障害には他力本願で周りからのサポートを利用する特徴があるため、何かしらうまくいかないことがあると周りのサポートが足らないからと理由づけして、攻撃する行動を起こすからです。そしてその行動を“病気を理由として”容認してしまい、結果、回復を遅らせてしまいます。長期的には「生きづらさ」をさらに悪化させ、社会性を失ってしまいます。この2つの障害の誤った扱いが“真の「発達障害」”のケースに対して誤解を生み、新しい偏見が生まれてきているのです。

発達障害に薬物療法は必要か?

最新の脳科学研究でも発達障害がなぜ生じるか、原因は明らかにされていません。しかし、**最近の研究報告から、成長によって脳の機能が拡張する際には、一旦多くのシナプスを形成した後に環境に適した神経ネットワークを構築し、必要なシナプスだけを取捨選択(シナプスの刈り込み)することがわかりました。このプロセスがうまく行われず、脳機能の構築が大多数の人と違った形で構成されることが原因である可能性が高いと考えられるようになっています。このプロセスのトラブルは統合失調症の発症の原因の1つとも考えられており、**発達障害との共通の特徴である、一部の能力が驚くほど秀でているという点の説明も付きます。

このように発達障害が脳の基本構造に起因するとなると、現在臨床で用いられている向精神薬は、ネットワーク形成不全を改善させるような作用はないため、他の精神疾患と同様に薬剤で「根治はできない」といわざるを得ません。

では発達障害には薬物療法は何も効果を期待できないのでしょうか。

対症療法としての薬物療法

発達障害において、当事者それぞれに個別に適した環境が整備され、その状態でなおかつ当事者のリズムやペースで活動すれば、学習も仕事もそれなりの結果が出ることが多いのですが、そのような要件を満たす余裕のある環境（とくに職場）を用意できることは非常にまれです。現代は何においてもスピードが要求される世の中ですから、発達障害をもつ人は“できないことが多い人”という扱いとなり、社会生活を送るにあたり、多くの苦難とそれに伴う苦痛が常に生じているのです。

生活のなかでの苦痛は、取り乱しや混乱などのメンタル不調を容易に生じさせます。これらの症状を取り除かなければ、さらに問題が大きくなり精神症状へと発展するリスクも高まるために、対症療法として薬物療法を行う場合はあり得ます。

ただし、冒頭に記したように環境が整備されれば、メンタル不調が生じても精神症状に移行せず自然に消退することも少なくありません。**環境からの好ましくない刺激問題を取り除くことの可否を検討したうえで、不可避と判断した場合の措置として薬物療法がある**という**認識が重要**です。

薬物療法の対象となる症状

発達障害のほとんどのケースが、過敏な反応を示すことと、ストレスに対する耐性が弱い性質をもっています。その反応として最も多いのが「不安」の症状です。

障害の有無にかかわらず、「不安」が続けば防御反応として過敏になりますが、元より過敏であれば、なおさらその反応は強くなり、その反応に膨大な精神エネルギーが消費されてしまいます。その結果、本来の活動に費やされるエネルギーは枯渇し、抑うつ気分や気力の減退として現れます。また、不安の発生が短期間に繰り返されると防御反応を引き起こし、それは「怒り」や「興奮」という形になって現れ、さまざまな問題行動へと発展することもあります。防御反応時の“好ましくないまたは嫌な記憶”は、次に不安が生じた際には容易に想起され、現状と混同されることによって、被害的な感情やひどいときには被害妄想へ発展することもあります。さらにこのような不安定な状態が続けば、入眠障害や熟眠障害が続発するのは容易に想像できると思います。

薬物療法を行う頻度

発達障害の薬物療法はあくまで対症療法ですから、基本は継続して行われるものではありませんが、**症状の発現タイプや状態に分けて、薬物療法を行う頻度を決めます。**

①それまでの生活史（経過）から、不調が生じてもそれが短時間（数時間程度）で回復するものの、その間には何もできずに無益な時間を送るようなタイプには、その不調が発生する都度の服薬（頓服）による薬物療法を行います。

②あるきっかけがあると必ず混乱が発現するというようなケースには、予兆があれば予防的に服薬し、完全に安定しない場合には２時間程度の時間をあけて追加の頓服を用います。①のケースで単回の頓服として用いた薬剤の効果が現れず、遷延する場合にも同じ対応を行います。

③原因と考えられる特別な状況への遭遇や急激な環境変化などの要因が特定できず不調となる場合や、普段から情緒の変化が著しい場合や緊張を伴う場合は、ごく少用量の薬剤の継続した薬物療法を行います。

症状に合わせた薬剤の選択

次に、症状に合わせて薬剤を選択していきます。**発達障害をもつ人たちに薬物療法を行う場合、その対象者が大人・子どもに関係なく、効果、副作用、自己回復力のバランスを保てる「最小用量での薬物療法」を行うことが大原則です。**

それぞれのケースに最適な薬剤を選択した場合でも薬剤による副作用が出ることは避けられません。発達障害をもつ人は、他覚的に把握できない副作用が生じている場合、それを表現して伝えることがうまくできないことが多く、もどかしくしているところをさらなる不調と誤認されて、減量すべきところを増量してしまうミスジャッジが生じることがあります。また、過効果(過鎮静)によって覚醒度が低下すると、外界からの情報による処理能力がさらに低下し、ますます混乱をきたすこともよくあります。このような問題を防ぐためにも最小用量から投与して、確実な効果判定をすることが非常に重要です。

症状によって、どのような薬剤を選択すればよいかを以下に例示します。

1　不安 ── 抗不安薬か SSRI

不安に対して一時的に用いる頓服薬としては、マイナートランキライザー(抗不安薬)のなかでも抗てんかん作用も示すクロナゼパム(ランドセン®)やジアゼパム(セルシン®)を最小量頓服で用い、連用と増量は依存の形成となるため厳禁とします。

不安が常にみられ、常時服薬が必要と判断した場合は、非ベンゾジアゼピン系抗不安薬であるタンドスピロン(セディール®)を選択し、成人に限っては不安症状の改善効果が認められるSSRIのなかでもフルボキサミン(デプロメール®)を用います。フルボキサミンが用いられるのは、用量の調節幅が大きく、バランスを取る用量の見極めに役立つと考えられるからです。多くのケースでの最大使用量は、うつの治療に用いる用量の1/4から1/2程度となります。

2　情緒不安定──抗てんかん薬

発達障害をもつ人は幼少時から医療機関を受診し検査されていることが多いのですが、それまでは何も見つからなかったケースであっても、情緒不安定で行動化が著しい状態や衝動行為が出現したことをきっかけに、再度脳波検査を実施してみるとてんかんと診断されることが少なくありません。情緒不安定と考えられていた症状が、てんかん発作の1つの型と考えれば、気分の安定とてんかん発作に作用する薬剤であるバルプロ酸ナトリウム（セレニカ®）を投与されることが多いのですが、効果が認められないときにはラモトリギン（ラミクタール®）を選択することもあります。

3　衝動行為を伴う興奮や継続する興奮──抗精神病薬

このような興奮が生じる背景には、外界からの刺激に対して易刺激的な性質があると考えられ、以前はハロペリドールがよく処方されていましたが、副作用が主作用を上回るため、現在はクエチアピン（セロクエル®）やアリピプラゾール（エビリファイ®）が選択されることが多いようです。緊急を要する場合は、効果発現が早いアリピプラゾールの液剤（oral solution）を用います。

4　病的体験──抗精神病薬を少量で。強迫観念にはSSRIを

被害妄想などの病的体験を常に有し、それが原因で行動を妨げて引きこもりとなるような場合には、リスペリドン（リスパダール®）を選択することが多く、不安症状を伴う場合にはペロスピロン（ルーラン®）を用います。翌日の不調の発生を抑える目的でいずれも就眠前に処方します。

病的体験は明確でないものの執拗な常同行動がみられ、生活に支障が生じるような場合には、極少量のハロペリドール（セレネー

ス®)、行動が強迫と判断される場合はパロキセチン（パキシル®）を用います。それぞれの用量は完全に症状の消退まで増量するよりも、症状が残っていても生活に支障がない程度の状態となった際の用量を維持量とすると、さらなる変動悪化の際の対応に余裕ができます。

5　睡眠障害──非薬物療法 1st、薬物療法 2nd

睡眠障害が生じる一番の原因は、非生産的かつ過敏な精神的活動は活発でも、日中の運動による身体的な活動量は不足していて心身の疲労のバランスが取れていないことが原因です。このようなアンバランスによるストレスは、ノルアドレナリン量を増加させて興奮を生じさせ、入眠障害を引き起こしています。ある程度の負荷がかかる運動を行い、運動量全体を増加させて興奮を解消することで睡眠障害を改善します。それでも改善が認められない場合には、覚醒と睡眠の調整が障害されていることも考慮し、薬物療法を試みます。そのとき最初の薬剤は、覚醒の抑制が障害されていることによる不眠と考えて、オレキシン受容体拮抗薬のレンボレキサント（デエビゴ®）を選択します。それでも改善が認められないときには、身体依存の形成に気をつけて、長時間作用型の睡眠導入薬を処方します。例外として、興奮が原因である不眠にはレボメプロマジン（ヒルナミン®）を 5 mg 程度追加し、鎮静によって睡眠を促します。

その他の精神科の薬への Q&A

＊薬物療法や薬に対する疑問など、よく受ける質問には、このように答えています。

Q **精神科の薬を長年服用している人は早死にすると聞いたのですが、本当ですか？**

A 適切な量の向精神薬を飲んで、早死にを招くという事実はありません。

ただ、予防的という理由で不必要な薬が処方されていた場合は、身体にさまざまな副作用が出現し、有害な問題が生じる可能性は否定できません。命に関わる問題として、QT 延長症候群があります。心電図上の QT 間隔が長くなり、頻脈性不整脈、心室頻拍、心室細動といった重篤な心室性不整脈を引き起こし、突然死を招くリスクがあります。この質問を出された方は、この QT 延長による突然死のことを知り、不安になったのではないでしょうか。

適切に選択された精神科治療薬を許容内の量で服用して早死にする可能性は極めて少ないと考えられます。

Q **炭酸リチウムを服用していますが、病状は安定しているので少ない量しか処方されていません。血中濃度検査の結果も非常に低い値です。このような量しか処方されていない間は、定期的に血中濃度を測る必要はないのではないでしょうか？**

A 炭酸リチウムは、中毒になると不可逆的な後遺症を残すことがあるので、服用中は初期、維持期にかかわらず、血中濃度を定期的・継続的に測定するべきです。検査は、中毒（過量）域になっていないかをチェックするだけでなく、炭酸リチウムの作用により気分がコントロールできているのかどうかと、服用した量と血中濃度の比率がいつも同程度であり、安定して体内（血中）に吸収と排出（排泄）が行われ、治療効果を示しているのかをチェックするためにも重要です。

さらに定期的に測定検査をすることは、低い維持用量での治療中に何らかの原因で血中濃度が上昇した場合、それを早く発見でき、リチウム中毒を未然に防ぐ意味もあります。

Q 抗酒薬を服用しています。アルコールは一切飲んでいないのですが、ときどき気分が悪かったり吐き気がしたりします。何が原因でしょう？

A 抗酒薬はその作用から、ある程度肝機能にも影響します。

そのために何となく身体がだるくなることや、吐き気を催すことがあります。また、発疹や瘙痒といったアレルギー症状を示すケースも少なからずみられます。その他にも、お酒という形でアルコールを摂取していなくても、加工された食品の中に含まれているアルコール類が、服用中の抗酒薬と反応して吐き気などが発現している可能性もあります。一度担当医に相談して原因を調べてみることをお勧めします。

索引

欧文

あ行

か行

さ行

た行

な行

は行

ま行

や行

あとがき

2023年の春に、懇意にしていた数名の内科開業医が医療機関を閉じ、診療から引退しました。

地域医療に貢献してきた、いわゆる“赤ひげ”たちで、専門は皆内科でしたが、かかりつけ医として専門以外の科目にも（精神科にも）関心が高く、常に知識をアップデートし、可能であれば非専門科目の治療にも取り組んでこられた方々です。

彼らは、病気を治すことも然る事ながら、担当患者の“生活と健康を守る”という理念で行動していることが、医療に臨む態度から伝わる真の医師たちでした。彼らは皆初老ではありましたが、体力に余裕があり、健康にも問題はなかったのですが、閉院を決めたのです。

その理由は2023年4月からのオンライン資格確認の導入義務化と、その先々で起こるデジタル化に、自身の医療機関が対応できないということでした。

それから半年が経ちましたが、国が急がせたデジタル化とは何だったのか？　と思えるようなお粗末な状況で、さらに精神科においては、国が精神科医療の現状を全く理解していないということが露呈しました。

メンタル障害の患者には、就労が困難で生活保護受給者が多いにもかかわらず、生活保護受給者は、国民健康保険の被保険者でなく健康保険証を保有していないため、マイナンバーカードの健康保険証利用の対象にはなれません。

マイナンバーカードの健康保険証利用は、医療情報がどの医療機関でも共有され、医療を受ける人の健康維持にとってこれ以上有益なものはない、という触れ込みで大々的に導入されたのにもかかわらず、医療を受けることが生きるために最重要である生活保護受給者が、その対象外ということを、国はどう考えているのでしょうか。

他にも医療を取り巻く問題は山積していますが、なかでも現状一番深刻なのは、医薬品（特にジェネリック医薬品）の供給問題です。この数年、新型コロナウイルス感染症対策が医療のトピックであり、最近になってやっと重大な問題として話題になり始めましたが、実は医薬品の供給不安定は2年以上前から始まっています。

とくにジェネリック医薬品の供給不安定は、精神科医療においては、他の診療科よりも病状の悪化に直結するため、切実で深刻な問題です。なぜなら、処方薬のジェネリック化が一番早かったのは精神科だからです。

医薬品の供給が不安定な状態では、絶えず薬剤メーカーを変更する必要があります。成分が同じなら治療効果に変わりがないというのは単なる科学的視点で、精神科の疾患は、他の科目の疾患とは違い、薬剤の形や包装が変わっただけでも、精神状態が不安定となるケースが少なくありません。

医療費の削減を理由に、治療薬のジェネリック化を進めるのであれば、供給に問題が生じないような管理体制と、問題が生じても短期間で改善できるシステムを国が構築しておくべきです。ですが、現状はすべて製薬企業任せになっています。

以上のように、本来治療に注がれるべきエネルギーが、本質的な改善にならないレギュレーションやシステムの変更に使われることや、医薬品の供給不安定によって薬剤選択に制約が生じるという問題は、この先、必ず医療の質を低下させます。

本書は、より良い医療を実践するための情報を発信しています。実際に医療を受ける方々に利益をもたらすことができるには、真剣に医療に貢献する医師が存在することと、安定した医療資源の維持提供が、必須の条件であることを、読者の皆様には知っていただきたいと思います。

謝辞
最後に、今回の改訂に尽力いただいた医学書院の金子力丸さん、木下和治さん、ならびに関係諸氏に心からお礼を申し上げます。

2023 年 12 月

姫井昭男